Anaesthesiology and Resuscitation
Anaesthesiologie und Wiederbelebung
Anesthésiologie et Réanimation

81

Editors

Prof. Dr. R. Frey, Mainz · Dr. F. Kern, St. Gallen
Prof. Dr. O. Mayrhofer, Wien

Managing Editor: Prof. Dr. M. Halmágyi, Mainz

H. Helwig

Stoffwechselwirkungen von Trometamol

Unter besonderer Berücksichtigung des Kindesalters

Mit 20 Abbildungen

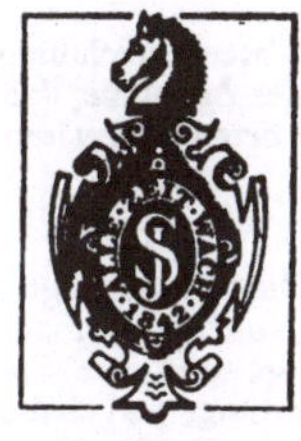

Springer-Verlag Berlin Heidelberg New York 1974

Priv.-Doz. Dr. med. H. HELWIG

Kinderkrankenhaus St. Hedwig, Freiburg i. Br.

ISBN-13: 978-3-540-06664-4   e-ISBN-13: 978-3-642-65826-6
DOI: 10.1007/978-3-642-65826-6

Satz, Druck und Bindearbeiten: Universitätsdruckerei Mainz GmbH

Vorwort

Nachdem in den letzten 10 Jahren geeignete Mikromethoden die Überwachung des Säure-Basen-Haushaltes auch bei jungen Säuglingen und Kleinkindern ermöglichten und die oft krankheitsdominante Bedeutung eines gestörten Säure-Basen-Haushaltes erkennen ließen, lagen die Bemühungen um eine gezielte Therapie, insbesondere der Stoffwechselacidose, auf der Hand. Dabei bot sich neben dem bisher bekannten Natriumbicarbonat auch das Trometamol an, nachdem beim Erwachsenen die ersten ermutigenden Beobachtungen publiziert worden waren. Da bei Kindern, insbesondere bei Neugeborenen und Säuglingen, noch keine systematischen Untersuchungen über Wirkungs- und Ausscheidungsgeschwindigkeit, über Einfluß auf Kohlenhydratstoffwechsel und Elektrolyte vorlagen – die notwendig waren, um die Indikationsbereiche festzulegen – hat der Verfasser in ausgedehnten Untersuchungen an acidotischen Kindern und asphyktischen Neugeborenen im Rahmen umsichtig angelegter Untersuchungsreihen die notwendigen Informationen gewonnen, die es erlaubten, die Bedeutung des Tris-Puffers im Rahmen der Pädiatrie zu objektivieren. Die Ergebnisse wurden statistisch bearbeitet, teilweise in Regressionsanalysen artikuliert und den bisher bekannten, vor allem tierexperimentellen Beobachtungen gegenübergestellt. Diese Ergebnisse bildeten die Grundlagen für die heutigen Indikationen der Tris-Pufferanwendung bei bestimmten Krankheitsbildern, wie der hypernatriaemischen Toxikose oder beim sehr jungen Säugling und Neugeborenen mit seiner renalen Schwierigkeit, Natrium auszuscheiden, also in Fällen, in denen natriumhaltige Puffersubstanzen eindeutig unterlegen sind. Jeder der, insbesondere bei jungen Kindern, eine Pufferbehandlung durchzuführen hat, sollte sich mit den Ergebnissen dieser Arbeiten auseinandersetzen.

Köln, August 1973 H. Ewerbeck

Inhaltsverzeichnis

Einleitung

Die Bedeutung der Acidose bei akuten Stoffwechselentgleisungen und respiratorischer Insuffizienz ist schon lange bekannt. Erst in den letzten Jahren wurde jedoch mit Hilfe verfeinerter Methoden für die Routine-Diagnostik, insbesondere der Mikromethoden, eine gezielte Acidosebehandlung bei Kindern und Säuglingen in größerem Umfang möglich.

Die zur Acidosebehandlung heute zur Verfügung stehenden Substanzen Lactat, Bicarbonat und Trometamol können seither in größerem Umfang als zuvor eingesetzt werden. Dabei zeigte sich recht bald, daß insbesondere bei Säuglingen die Lactatbehandlung unzureichend und ungeeignet ist (SCHWARTZ u. WATERS, 1962). Eine echte Alternative besteht daher nur zwischen Bicarbonat und Trometamol. Die Verfechter beider Behandlungsmethoden haben sich vielerorts schon ausgiebige Diskussionen geliefert, ohne daß dem objektiven Beobachter eine generelle Auf- oder Abwertung der einen oder der anderen Substanz möglich war.

Dies hat seine Gründe einmal darin, daß es sich um ganz verschiedene chemische Verbindungen mit ganz verschiedenen chemisch-physikalischen und pharmakologischen Eigenschaften handelt und daß zum anderen statistisch verwertbare Vergleichsuntersuchungen beim Menschen kaum zu finden sind.

In der vorliegenden Arbeit wurden daher das bisherige Wissen und die Ergebnisse eigener umfangreicher Erfahrungen mit Trometamol zusammengestellt. Ein eigener statistischer Vergleich mit Bicarbonat war allerdings auch hier nicht möglich. Es wird daher abschließend versucht, die hier vorgelegten Ergebnisse der Trometamol-Behandlung mit den vorhandenen Erfolgen der Bicarbonat-Behandlung zu vergleichen.

A. Chemie und Pharmakologie von Trometamol

1. Geschichtlicher Überblick

Die Kondensation eines Nitroparaffin mit einem Aldehyd zu einem Nitro-Alkohol $(CH_2OH)_3CNO_2$ beschrieb erstmals HENRY 1895. Amino-Alkohole entstehen durch Reduktion eines Nitro-Alkohols. Tris(hydroxymethyl)aminomethan stellt einen Amino-Alkohol dar und wurde erstmals 1897 von PILOTY und RUFF erwähnt.

Erst seit 1940 werden jedoch die Nitro-Alkane industriell verwendet (Übersichten bei HASS und RILEY, 1943; DEGERING, 1945; LEVY und ROSE, 1947).

Auf der Suche nach einem idealen Puffersystem zur pH-Regulierung im Bereich von pH 6,5–9,7 untersuchte 1946 GOMORI 3 Amine:

2,4,6-Trimethylpyridin (COLLIDIN),
2-Amino-2-methyl-1,3-propanediol und
2-Amino-2-hydroxymethyl-1,3-propanediol.

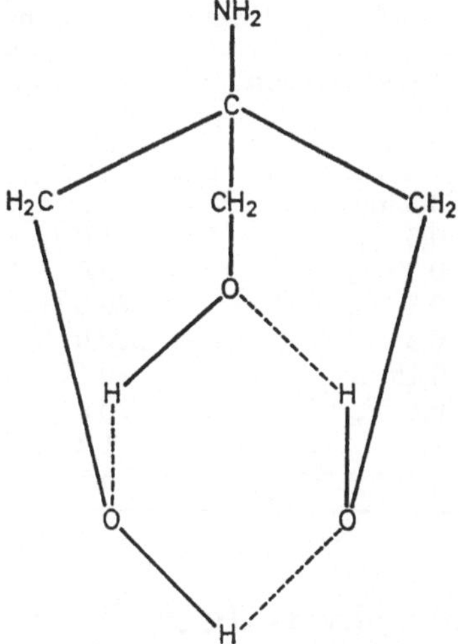

Abb. 1. Strukturformel von Tris-(hydroxymethyl)-aminomethan (nach BENESCH und BENESCH, 1955)

Dabei hat sich das Letztere als für die Enzymchemie am besten geeignet erwiesen. Es ist seither unter verschiedenen Namen bekannt geworden:

2-Amino-2-hydroxymethyl-1,3-propanediol (Chemical Abstracts);
2-Amino-2-hydroxymethylpropane-1,3-diol (British chemists);
Tris (hydroxymethyl) aminomethan (Bezeichnung der Commercial Solvents Corp., dem ersten industriellen Hersteller von Trometamol).

Trometamol und Tromethamine sind sogenannte generic names oder Freinamen. Vielverwendete Abkürzungen sind: Tris, THAM, Tris-Puffer, trisamino, trisamin.

Firmenbezeichnungen sind: Sterofundin-Tris (Fa. Braun, Melsungen), Talatrol (Fa. Abbott, USA), Trisma, Tromethane, Tris-steril (Fa. Dr. Fresenius, Bad Homburg), Tutofusin-Tris (Fa. Pfrimmer, Erlangen).

Die Ergebnisse der experimentellen Arbeiten mit Trometamol, insbesondere aus der Arbeitsgruppe um NAHAS, wurden schon im Dezember 1960 auf einem Symposion über „In vitro- und in vivo-Wirkungen von Amin-Puffern" in der New York Academy of Science vorgetragen. Dort wurde bereits auch über erste klinische Erfahrungen mit Trometamol berichtet.

Die insbesondere experimentell verwendeten Trometamol-Konzentrationen und -Mengen variieren zum Teil erheblich (Tab. 1).

Tabelle 1. Trometamol-Gehalt verschieden konzentrierter Lösungen

ml	Konzentration	Gehalt an Trometamol in mMol	mg
1	0,3 molar	0,3	36,3
3,33	0,3 ,,	1,0	121,0
10	0,3 ,,	3,0	363,0
100	0,3 ,,	30,0	3 630,0
1000	0,3 ,,	300,0	36 300,0
1	0,15 ,,	0,15	18,15
1	0,6 ,,	0,6	72,6
1	1,2 ,,	1,2	145,2
1	3,3 ,,	3,3	400,0

2. Chemisch-physikalische Eigenschaften

Als schwache Base ist Trometamol ein Protonen-Acceptor im Sinne von BRØNSTED. In Gegenwart einer Säure kommt es dabei zu folgendem Reaktionsablauf:

$$(CH_2OH)_3C\text{–}NH_2 + HA \rightleftharpoons (CH_2OH)_3C\text{–}NH_3^+ + A^-.$$

Ein wesentlicher Vorteil von Trometamol gegenüber anderen Aminen besteht darin, daß es ohne besondere Schwierigkeiten in höchster Reinheit relativ preiswert hergestellt werden kann.

Trometamol ist in Wasser gut, in organischen Lösemitteln, insbesondere in Öl, schlecht löslich. In 1 ml Wasser lösen sich bei 25° C 550 mg. Bei Zimmertemperatur ist es bis zu 12 Jahren haltbar. Es besitzt nur geringe hygroskopische Eigenschaften, wobei der kritische Feuchtigkeitsgrad bei 25 ° C 90% beträgt. Bei 100° C kann es getrocknet werden, bei Temperaturen über 110° C wird es instabil. Als 3,63%ige Lösung kann Trometamol im Autoklaven sterilisiert werden, wenn die Luft im Behälter durch Kohlensäure ersetzt wird (HONIG, 1965).

Aufgrund seiner außerordentlich großen Stabilität wird Trometamol als Titriermittel in Forschung und Industrie verbreitet verwendet.

Die Pufferkapazität von Trometamol, die stark temperaturabhängig ist, ergibt sich aus dem Puffer-Wert (VAN SLYKE, 1922), der vom aktuellen pH abhängig ist:

$$\frac{dB}{dpH} = \frac{\Delta OH^-}{\Delta pH} = \frac{-\Delta H^+}{\Delta pH}$$

dB = Basenzunahme in g-Äquivalenten in 1 l Puffer-Lösung
dpH = resultierender pH-Anstieg.

Der pK_b-Wert von Trometamol beträgt bei 37° C 7,82, bei 25° C 8,08, der Äquivalenz-Punkt bei 37° C 5,89, bei 25° C 4,80. Trometamol ist eine stärkere Base als Bicarbonat, dessen pK bei 37° C 6,10 beträgt. Die 0,3 molare Lösung enthält in einem Liter 36 g Trometamol, sie ist gering dissoziiert, isoosmolar mit Plasma und hat bei Körpertemperatur einen pH von 10,2. Bei pH 7,38 ist Trometamol zu 74% dissoziiert (JØRGENSEN u. ASTRUP, 1961):

$$\frac{THAM\text{-}H^+}{THAM\text{-}H^+ + THAM} = 0,74 = \frac{BE \ (= \text{Basenüberschuß})}{THAM\text{-}H^+ + THAM}$$

Die zur Pufferung von einem Liter Blut erforderliche Menge THAM ergibt sich demnach aus

$$\frac{BE}{0,74}$$

wobei BE der Basenüberschuß in mval/l ist.

Eine Lösung von 170 mMol THAM+THAM-HCl hat dieselbe Pufferkapazität wie Blut, titriert bei einem pCO_2 von 40 mmHg. Zur Verdoppelung der Pufferkapazität des Blutes sind also je Liter Blut 170 mMol THAM+THAM-HCl zu lösen. Die 170 mMol-Lösung von Trometamol hat bei einem pH von 7,38 eine totale molare Konzentration (Osmolalität) von 300 mMol. Es muß also zur Verdoppelung der Pufferkapazität des

Blutes auch die osmotische Konzentration verdoppelt werden (JØRGENSEN u. ASTRUP, 1961).

Ein Trometamol-Essigsäure-Puffersystem (500 ml 0,2 molar Trometamol + 150 ml 0,2 n Essigsäure + Wasser ad 1000) mit einem pH von 8,6 hält auch bei extremer Belastung die Grenzen von pH 6,0–8,8 konstant.

3. Pharmakokinetik

a) Quantitative Bestimmung von Trometamol in Körperflüssigkeiten

Die Bestimmung des Trometamol-Gehaltes, insbesondere im Serum und Urin, ist mit verschiedenen Methoden möglich.

Die THAM-Bestimmung mittels ^{14}-Markierung (HOLMDAHL und NAHAS, 1961) besitzt die größte Spezifität. Sie ist aber für klinische Untersuchungen nur ausnahmsweise anwendbar. Trotz relativ geringer Spezifität sind die Methoden von CHAPMAN u. Mitarb. (1965) sowie von ROSEN (1961) auch für experimentelle Messungen in Blut und Urin hinreichend genau, da die Störsubstanzen um einen Faktor 100 unter den im allgemeinen gemessenen Trometamol-Konzentrationen liegen. Die Bestimmung nach ROSEN hat gegenüber der nach CHAPMAN u. Mitarb. den Vorteil des geringeren Aufwandes bei hinreichender Meßgenauigkeit von $\pm 2,83$–$2,98\%$ (STRAUSS u. Mitarb., 1963).

b) Resorption, Verteilung, Metabolisierung

Oral gegebenes Trometamol wirkt in erster Linie als osmotisches Laxans und wird nur in geringen Mengen resorbiert. Trometamol-Citrat wird dagegen auch nach oraler Gabe resorbiert und wirkt kaum laxierend (NAHAS, 1963; NAHAS, VEROSKY und SCHWARTZ, 1964; VERT u. Mitarb., 1968).

Ein Trometamol-Essigsäure-Puffersystem (500 ml 0,2 molar Trometamol + 150 ml 0,2 n Essigsäure + Wasser ad 1000) mit einem pH von 8,6 hält auch bei extremer Belastung die Grenzen von pH 6,0–8,8 konstant.

30–60 min nach intravenöser Gabe sind erste Trometamol-Mengen in den Erythrocyten nachweisbar. Ein Verteilungsgleichgewicht zwischen Plasma und Erythrocyten stellt sich erst nach 5 Std ein. Die Liquorgängigkeit ist mit 7–15% der Plasmakonzentration nach 6 Std gering. Eine Trometamol-Bindung an Serumeiweißkörper findet nach den bisher vorliegenden Untersuchungen ebenso wenig statt wie eine nennenswerte Metabolisierung im Körper (HOLMDAHL und NAHAS, 1962; NAHAS und VEROSKY, 1966; CHRISTENSEN und CLIFFORD, 1962).

c) Ausscheidung

Die Ausscheidung von unverändertem Trometamol im Urin wird wesentlich bestimmt durch die Infusionsgeschwindigkeit, die Konzentration der Lösung und die Trometamol-Menge. So wurden bei Kaninchen, bzw. Hunden 6–7 Std nach Beginn einer 3-stündigen Infusion von 80 ml/kg 0,3 M Trometamol 44%, 3 Std nach einstündiger Infusion von 50 ml/kg 0,3 M Trometamol 71%, 6–7 Std nach Beginn einer 5-stündigen Infusion von 80 ml/kg 0,3 M Trometamol 66% der gegebenen Menge im Urin wieder gefunden (LINN und ROBERTS, 1961; NAHAS, REVEILLAUD u. Mitarb. 1963; THOMPSON u. Mitarb., 1965).

Aufgrund der unterschiedlichen Versuchsbedingungen lassen sich die Ergebnisse verschiedener Arbeitsgruppen nur schwer vergleichen.

Die Trometamol-Elimination hängt nach den vorliegenden Untersuchungen nicht nur von der Plasma-Konzentration des gesamten, sondern auch von der des ionisierten Anteils des Trometamol ab. Das bedeutet, daß es bei bestehender Acidose und intakter Nierenfunktion rascher ausgeschieden werden müßte, weil der pH-Wert des Blutes nicht alkalisch wird. Durch die schlechte Lipoidlöslichkeit, rasche Ausscheidung und den verzögerten Konzentrationsausgleich im Körperwasser wird das Eindringen in die Zelle besonders bei normalem Blut-pH behindert (HEIDENREICH u. Mitarb., 1967).

4. Pharmakologische Eigenschaften

a) Einfluß auf den Säure-Basen-Haushalt

Mit Kohlensäure reagiert ionisiertes Trometamol nach der Formel

$$(CH_2OH)_3C\text{--}NH_2 + CO_2 + H_2O \rightleftharpoons (CH_2OH)_3C\text{--}NH_3{}^+ + HCO_3{}^-.$$

Bei hyperkapnischer Acidose kommt es dabei zu vermehrter H^+-Ausscheidung nach der Gleichung

$$UV_{H^+} = T.A. + NH_4{}^+ + RNH_3{}^+ - HCO_3{}^-$$

T.A. = Titrationsacidität.

Als H-Ionen-Acceptor reagiert Trometamol bei einem reduzierten $HCO_3{}^- : H_2CO_3$-Verhältnis mit H_2CO_3 unter Bicarbonatbildung. Die Wirksamkeit dieses Acidose-Ausgleiches konnte von allen Untersuchern unter den verschiedensten Bedingungen der experimentellen respiratorischen und metabolischen Acidose bestätigt werden (NAHAS, 1959; NAHAS und LIGOU, 1959).

Bei CO_2-Retention (apnoische Oxygenierung) kann durch Trometamol der pH im arteriellen Blut konstant gehalten werden bei steigendem pCO_2 und HCO_3^--Gehalt. Gleichzeitig werden die Folgen der Hyperkapnie, wie erhöhter Liquordruck, Hypertonie, Anurie und Erhöhung des Katechol-amin-Spiegels, verhindert. Mit verschiedenen Methoden konnte nach-gewiesen werden, daß Trometamol auch intracellulär wirksam wird (NAHAS und VEROSKY, 1966; ROBIN u. Mitarb., 1961; GLEICHMANN u. Mitarb., 1965).

Im Urin kommt es unter Trometamol-Gabe zum Anstieg der H-Ionen-Ausscheidung.

b) Einfluß auf die Nierenfunktion

Rasch infundiertes Trometamol in relativ großen Mengen führt zu erheblicher Diuresesteigerung, wobei es selber auch rasch wieder aus-geschieden wird (NAHAS, JORDAN und LIGOU, 1959). Neben der osmoti-schen Wirkung wird ein direkter Angriff an der Tubuluszelle diskutiert (NAHAS, REVEILLAUD u. Mitarb., 1963). Die Nierendurchblutung wird im Schock verbessert, der Nierenwiderstand gesenkt (KIRCHHEIM, 1965). Die Elektrolytausscheidung ist generell erhöht, besonders aber die von Chlor.

c) Einfluß auf den Elektrolythaushalt

Bei intakter Nierenfunktion werden nach übereinstimmenden Ergeb-nissen aller Untersucher Natrium, Kalium und Chlor vermehrt renal eli-miniert. Im Serum sinken Na^+- und Cl^--Konzentrationen, während die K^+-Konzentrationen im allgemeinen durch den gleichzeitigen Einstrom aus den Zellen wenig verändert wird. Bei renaler Insuffizienz besteht jedoch die Gefahr der Hyperkaliaemie durch Trometamol. Als Anion mit dem ionisierten Trometamol wird in erster Linie Chlor ausgeschieden (NAHAS, REVEILLAUD u. Mitarb., 1963; EPSTEIN u. Mitarb., 1961).

d) Einfluß auf die Atmung

Unter hochdosierter, rasch infundierter Trometamol-Gabe kommt es in Abhängigkeit von der pro Zeiteinheit infundierten Menge und dem Ausgangs-pH zur Verminderung des Atemvolumens vornehmlich auf Kosten des Atemzugvolumens. Bei Unterbrechung der Infusion normali-siert sich in der Regel die Atmung sofort wieder, was gegen eine direkte Beeinflussung des Atemzentrums spricht (NAHAS und LUMPKIN, 1959; BROWN u. Mitarb., 1959).

e) Einfluß auf den Kohlenhydratstoffwechsel

In Abhängigkeit von der infundierten Menge und zum Ausgangs-pH kommt es unter Trometamol zu einem Abfall der Glucosekonzentration im Serum, der nach 40 min ein Maximum erreicht und nach 2 Std wieder ausgeglichen ist. Bei pankreatektomierten Tieren beobachtet man gleichzeitig eine Verminderung der Glucosurie. Offenbar kommt es im Muskel zu verstärkter Glucose-Aufnahme und Oxydation zu CO_2. Obgleich eine Veränderung der Insulinkonzentrationen nicht nachgewiesen wurde, wird eine Insulinaktivierung diskutiert. Dem widerspricht allerdings die Abnahme des Gewebeglykogens unter Trometamol (TARAIL u. Mitarb., 1959; BENNETT und TARAIL, 1961).

f) Einfluß auf das Herz-Kreislauf-System

Bei kreislaufbedingten metabolischen Acidosen mit verminderter Reaktion auf Adrenalin kann durch Trometamol die ventrikuläre Kontraktionskraft des Herzens verbessert werden. Rasche Acidosekorrektur mit hypertoner Trometamol-Lösung führt bei Hyperkapnie nicht zum Kammerflimmern, sondern zur Asystolie, die durch Calciumchlorid behoben werden kann. Hyperkapniebedingte pulmonale Hypertonien können durch Trometamol verhütet oder korrigiert werden. Trometamol wirkt unabhängig vom arteriellen pH antiarrhythmisch ähnlich wie andere Pharmaka. Die endotoxinbedingte Hypotonie wird durch Trometamol nicht beeinflußt. Die Ausbildung eines toxischen Lungenödems oder eines Verbrennungsödems kann durch Trometamol gehemmt werden (ALDINGER u. Mitarb., 1960; DARBY, 1961; CLARK, 1961; NAHAS, ROEBUCK und MARK, 1962; HENSCHLER und MEYER, 1962).

g) Einfluß auf das sympatho-adrenale System

Durch Trometamol-Gabe normalisieren sich die überhöhten Katecholamin-Spiegel bei hyperkapnischer und Transfusions-Acidose. Dabei wird das Ansprechen auf Adrenalin verbessert (NAHAS, 1959; MALM u. Mitarb., 1966; DARBY, 1961). Hiermit stimmen allerdings Untersuchungen von ANDERSEN u. Mitarb. (1967) nicht überein, die bei respiratorischen und metabolischen Acidosen kein verbessertes Ansprechen auf exogen zugeführtes Adrenalin unter Trometamol sahen.

h) Einfluß auf das Zentralnervensystem

Trometamol führt bei hyperkapnischer Acidose zu einer prompten gleichsinnigen pH-Erhöhung in Blut und Liquor. Gleichzeitig wird der erhöhte intrakranielle Druck normalisiert. Da die Liquorgängigkeit von Trometamol schlecht und protrahiert ist, lassen sich diese Effekte nur durch Äquilibrierung der extracellulären Flüssigkeit erklären (NAHAS, 1959; DOS u. Mitarb., 1961, 1962; HOLMDAHL u. Mitarb., 1961).

Durch Trometamol in Dextran 40 kann die Ausbildung eines lokal erzeugten Hirnödems gehemmt werden (TZONOS, 1967).

Hirnveränderungen nach experimentell erzeugter Neugeborenen-Asphyxie von Rhesus-Affen sind nach Trometamol-Behandlung geringer als bei Kontrolltieren. Dies kann wenigstens teilweise damit erklärt werden, daß bei den Trometamol-behandelten Tieren die Spontanatmung früher einsetzte und die O_2-Aufnahme verbessert war (ADAMSON u. Mitarb., 1963, 1964; DAWES u. Mitarb., 1964).

Die krampfauslösende Wirkung toxischer Sauerstoffmengen kann bis zu einem gewissen Grad durch Trometamol gehemmt werden (GOTTLIEB und JAGODZINSKI, 1963).

Rasche Trometamol-Infusionen führen zu einem vorübergehenden Absinken der Sauerstoff-Spannung im Gehirn.

i) Wirkung von Trometamol auf die Elimination von toxischen Arzneimittelmengen

Durch Trometamol wird die Elimination toxischer Salicylat-, Phenobarbital-, Pentobarbital- und Secobarbital-Mengen mit dem Urin oder Peritonealdialysat beschleunigt. Entsprechend rasch sinken die Serumkonzentrationen dieser Substanzen, und eine Bindung an Serumeiweißkörper wird durch die Alkalisierung des Blutes gehemmt (STRAUSS u. Mitarb., 1966; ISRAELS und DAVIES, 1961; KNOCHEL u. Mitarb., 1965; NAHAS u. Mitarb., 1964).

k) Wirkung von Trometamol auf Enzymaktivitäten

Trometamol beeinflußt nicht nur durch pH-Veränderungen enzymatische Vorgänge, sondern greift auch selber in verschiedene Fermentreaktionen ein. Die bisher vorliegenden Einzeluntersuchungen erlauben noch keine endgültige Beurteilung (HALL, 1966; SIEGEL, 1967).

l) Zusammenfassende Beurteilung der pharmakologischen Eigenschaften von Trometamol

Trometamol ist nach den vorliegenden Untersuchungsergebnissen ein in vivo gut wirksamer, stabiler, gut wasserlöslicher, preiswert, rein herstellbarer H-Ionenacceptor, der im Körper praktisch nicht metabolisiert wird. Die Applikationsform der Wahl ist die streng intravenöse Dauertropfinfusion unter Überwachung des Säure-Basen-Haushaltes. Günstig beeinflußt werden die Nierendurchblutung, die Diurese, die myokardiale Kontraktionskraft, tachykarde Herzrhythmusstörungen, erhöhte Katecholaminspiegel, erhöhter Hirndruck und die Elimination schwacher Säuren. Als ungünstig sind Kalium-Austritt aus der Zelle, Elektrolytverluste – insbesondere Natrium und Chlor sowie Calcium betreffend – über die Niere mit entsprechendem Abfall der Serumkonzentrationen, Verminderung des

Atemvolumens und eine schlechte Gewebeverträglichkeit sowie Cumulationsmöglichkeit bei protrahierter Ausscheidung über mehr als 72 Std anzusehen.

Die experimentell erhobenen Daten sind zum Teil nicht oder nur mit Vorsicht auf therapeutische Verhältnisse beim Menschen und insbesondere beim Kind übertragbar. So wurden beispielsweise viele Untersuchungen in hyperkapnischer Acidose bei apnoischer Oxygenierung, d. h. bei reiner Sauerstoffinsufflation in die Bronchien, durchgeführt. Diese Versuchsbedingung hat kaum klinische Parallelsituationen. Auch liegen Konzentrationen, Infusionsgeschwindigkeiten und infundierte Mengen zum Teil erheblich über den therapeutisch verwendeten Dosierungen. Da Trometamol bei pH 7,40 zu 30% undissoziiert vorliegt, kann es in die Zelle eindringen. Der Konzentrationsangleich zwischen Plasma und Erythrocyten dauert jedoch mehrere Stunden, während eine indirekte intracelluläre Pufferung sehr viel rascher vor sich geht. Die intracelluläre Wirkung von Trometamol, insbesondere auch die Verweildauer und das Eingreifen in enzymatische Reaktionen, bedarf daher noch weiterer Untersuchungen.

5. Toxicität von Trometamol

Die akute LD_{50} von 0,3 M Trometamol beträgt bei intravenöser Injektion in 30 sec bei der Maus 1,66–2,0 g/kg. Für Ratten liegt die LD_{50} der 0,6 M THAM-Lösung bei 3,5 $\pm$ 0,2 g/kg ($\sim$30 mMol). Die akute Toxicität von Trometamol-Salzen ist in Abhängigkeit vom Anion zum Teil erheblich größer. Dies trifft auch für THAM-HCl und THAM-Acetat zu. Wesentlich für die Höhe der LD_{50} sind die Konzentrationen der Lösung, die Infusionsgeschwindigkeit und die Gesamtmenge. Letale Dosen führen beim Hund zu Lactatanstieg, Atemdepression und Hyperkaliaemie, gefolgt von praefinaler Hypokaliaemie, Hyponatriaemie und mäßiger Hypoglykaemie. Schließlich kommt es zu alkalotischer Hämolyse und finalen Krämpfen (ROBERTS und LINN, 1961; BEKEMEIER und RUMLER, 1966).

Hypertone Trometamol-Lösungen führen zu Hyponatriaemie und Asystolie. Nicht titrierte, alkalische Lösungen führen lokal, besonders bei Infusionen in kleine Venen, zu Gefäß-Spasmen und Gewebs-Nekrosen.

Die nicht letale subchronische Maximaldosis beträgt bei 10- beziehungsweise 28-tägiger Gabe für Ratten beziehungsweise Hunde zwischen 1,57 und 3,27 g/kg 0,3 M Trometamol jeweils täglich in 5 Std infundiert. Dabei wird aus bisher ungeklärten Gründen die subchronische Toxicität im Gegensatz zur akuten durch Titration mit HCl vermindert (RICHARDS).

Nach Injektion sehr hoher Dosen ($>$ 2,5 g/kg) kommt es zu typischen perakuten toxischen Nephrosen, die möglicherweise reversibel sind (THOMPSON u. Mitarb., 1965).

B. Therapeutische Anwendung von Trometamol beim Menschen

1. Überblick

Basierend auf den ausführlichen experimentellen Arbeiten über Trometamol wurde die Substanz aufgrund ihrer günstigen Eigenschaften bereits Ende der 50er Jahre therapeutisch zur Acidose-Behandlung beim Menschen verwendet. Inzwischen hat sich gezeigt, daß Trometamol in der Acidose Behandlung eine echte Konkurrenz für Natriumbicarbonat darstellt. Die Trometamol-Anwendung erfordert jedoch gewisse Vorsichtsmaßnahmen und insbesondere eine regelmäßige Überwachung des Säure-Basen-Haushaltes. Wo dies nicht möglich ist, ist ein optimaler Einsatz von Trometamol nicht möglich. Die Frage, ob Bicarbonat oder Trometamol vorzuziehen ist, läßt sich nicht generell beantworten. Vielmehr haben beide Substanzen ihre Vorzüge und Nachteile, die sich bezüglich des Trometamol während der letzten 10 Jahre herausgestellt haben. Insbesondere hat sich schon bei den ersten therapeutischen Versuchen gezeigt, daß Trometamol zur Behandlung chronisch-respiratorischer Acidosen (s. u.) wenig geeignet ist.

Üblicherweise wird heute 0,3 M Trometamol verwendet, das in einem Liter 36,3 g enthält. Es gibt Zubereitungen mit und ohne Elektrolytzusatz. Zur Verbesserung der Gewebeverträglichkeit werden besonders in der Pädiatrie Trometamol-Zubereitungen verwendet, die durch Titrierung mit Essigsäure, Malat oder HCl auf ein pH um 8,6 eingestellt sind, während das nicht-titrierte Trometamol ein pH von 10,2 hat und in dieser Alkalität nicht zur Infusion in kleine Venen geeignet ist. Trometamol kann in Glas sterilisiert werden. Es wird daher entweder als lyophilisiertes Pulver geliefert und unmittelbar vor der Infusion gelöst oder als 0,3-M-Lösung in Plastik-Ampullen mit Zusatz von Elektrolyten zur Behebung der diuretischen Natrium- und Kalium-Verluste. Besonders zu beachten ist, daß es im Handel auch Trometamol-Konzentrate gibt, die nur verdünnt angewandt werden dürfen.

Die Dosierung von Trometamol wird heute bei Überprüfung des Säure-Basen-Haushaltes mittels der Mikromethode von ASTRUP im allgemeinen nach dem Basen-Überschuß (BE) dosiert. Dabei werden folgende Berechnungen angewendet:

1. Nach NAHAS (1963)

mMol THAM = —BE × kg Körpergewicht × 0,3 (= Extracellul. Flüssigkeitsraum – beim Erwachsenen 20% + nichtionisierter THAM-Anteil – 30%)

oder

ml 0,3 M THAM = —BE × kg Körpergewicht.
Diese Menge kann bei Säuglingen aufgrund des größeren extracellulären Flüssigkeitsraumes von 50% verdoppelt werden.

2. Nach JØRGENSEN und ASTRUP (1961) modifiziert von VERCRUYSSE u. Mitarb. (1966)

$$\text{mMol THAM} = \frac{-BE}{0,74} \times 0,3 \text{ (Dissoziation von THAM bei pH 7,38 : 74%)}$$

oder

$$\text{ml 0,3 M THAM} = \frac{-BE}{0,74} \times \text{kg Körpergewicht.}$$

3. Nach SCHÖBER u. Mitarb. (1967)

$$\text{ml 0,3 M THAM} = \frac{100 \times (7,4 - \text{akt. pH})}{2} \times \text{kg Körpergewicht.}$$

4. Nach CONANT und HUGHES (1961)

ml 0,3 M THAM = 0,3 × kg × (23-Standard-Bicarbonat).

5. Nach STAHLMAN (1964)

Bei akt. pH	7,21–7,3 :	300 mg/kg	0,3 M THAM	$^1/_3$–$^1/_4$ der Dosis
„ „ „	7,11–7,2 :	600 „	0,3 M „	initial rasch,
„ „ „	7,00–7,1 :	900 „	0,3 M „	den Rest
„ „ „	<7,00 :	1200 „	0,3 M „	in 3–6 Std.

Weitere Dosierungsberechnungen finden sich in den jeweiligen Abschnitten referiert.

Bei Verwendung von titriertem Tromteamol mit einem pH von 8,6 müssen die berechneten Mengen im allgemeinen verdoppelt werden, außerdem bei Säuglingen die nach Formel 1 und 2 berechneten Mengen auch bei nicht titrierten Lösungen.

Die ursprünglich von NAHAS (1963) zur Reduzierung des Infusionsvolumens bei Kindern, insbesondere bei Neugeborenen, empfohlenen konzentrierten Lösungen von 0,6 und 0,9 M Trometamol werden wegen der schlechten Gewebeverträglichkeit heute kaum noch angewendet. Mehr als 4,2 mMol/kg, entsprechend 500 mg/kg, sollte nach Möglichkeit nicht gegeben, und die Infusionsgeschwindigkeit von 1,5 g/kg in 5–15 min sollte nur ausnahmsweise und bei beatmeten Patienten überschritten werden.

Bei der Beurteilung von Berichten über Trometamol-Anwendung ist stets zu beachten, welche Mengen und Infusionsgeschwindigkeiten gegeben wurden, und ob diese mit anderen Arbeiten, die diskutiert werden, vergleichbar sind (s. Tab. 1).

Eine größere Zahl von Publikationen über die therapeutische Anwendung von Trometamol beschränkt sich auf Übersichten ohne eigene große Erfahrungen und im allgemeinen ohne statistische Verarbeitung eigenen Materials, bestenfalls mit einzelnen kasuistischen Beiträgen.

2. Trometamol-Anwendung
bei vorwiegend respiratorischen Acidosen

a) Erfahrungen mit Trometamol bei Atemstörungen
von Früh- und Neugeborenen

Übereinstimmend geht aus allen Arbeiten, die über die Anwendung von Trometamol beim Atemnotsyndrom des Früh- und Neugeborenen berichten, hervor, daß mit Trometamol ebenso wie mit Bicarbonat ein Acidoseausgleich möglich ist. Die Angaben über eine etwaige Verbesserung der Mortalität unter dieser Behandlung variieren zum Teil erheblich.

Eine wesentliche Verbesserung der Mortalität wurde ebensowenig erreicht wie mit Bicarbonat (Tab. 2). Dies hat verschiedene Gründe: Einmal wurde vor Einführung der Pufferbehandlung weniger exakt zwischen schlechten, d. h. acidotischen, und weniger schlechten, d. h. weniger acidotischen Neugeborenen unterschieden. Je nach therapeutischer Entschlußfreudigkeit des behandelnden Arztes erhalten nur schwerstkranke oder moribunde Neugeborene Trometamol, so daß ein unterschiedlicher Grad der negativen Auslese resultiert. Auch ist beispielsweise die Ausgangssituation eines Geburtshelfers eine ganz andere als die des Pädiaters, der die atemgestörten Früh- und Neugeborenen in sehr unterschiedlichem Alter und Zustand aus sehr verschieden weit entfernten Entbindungsanstalten überwiesen bekommt. Schließlich sind Art und Intensität der neben der Puffertherapie, die sehr unterschiedlich gehandhabt wird, angewandten Therapie in verschiedenen Kliniken nicht exakt miteinander vergleichbar. In der Übersicht (Tab. 2) soll daher nicht mehr als eine Übersicht und keinesfalls eine Erfolgswertung oder gar ein Vergleich verschiedener Autoren und ihrer Ergebnisse gesehen werden.

Es hat sich allerdings in den letzten Jahren gezeigt, daß Trometamol-Mengen und Infusionsgeschwindigkeiten anfangs aus Furcht vor Atemdepressionen zu niedrig gewählt wurden. Pufferbedingte Atemstörungen werden von keinem Autor beschrieben. Die häufigste beobachtete Nebenerscheinung ist die postacidotische Hypocalcaemie mit Krämpfen, die aber nicht spezifisch für die Art der Therapie ist. Zu achten ist in erster Linie auf lokale Gewebsnekrosen bei Infusion nicht titrierter Trometamol-Lösung in kleine Venen und auf Lebernekrosen bei Infusion in die Nabelvene. Letztere treten in erster Linie bei Verwendung hypertoner Lösungen

Tabelle 2. Literaturübersicht über Trometamol-Behandlung atemgestörter Früh- und Neugeborener

Autoren	Zahl der Fälle	THAM	THAM + Bicarbonat	Zahl der Todesfälle
KAPLAN, 1962	1	1		0
GUPTA, 1965	2	2		2
GUPTA u. Mitarb., 1967	54	54		21
JARRE u. Mitarb., 1965	40	40		13
VOUTE, 1966	12	12		8
TROELSTRA u. Mitarb., 1964/65	38	23	15	10
JONXIS u. Mitarb., 1967	40	40		20
NISHIMURA u. Mitarb., 1968	22	22		13
FRENZEL und ROGNER, 1967/68	31		31	20
SALING und BRETSCHER, 1968	15	15		?
KRAUSE, 1968	24	24		10
VERCRUYSSE u. Mitarb., 1966	5	5		4
HEESE, 1966	23	23		8
HUTCHINSON u. Mitarb., 1964	26	26		19
STRAUSS, 1968	20	20		12
	353	307	46	159

auf. Die titrierten Trometamol-Lösungen besitzen den geringeren Nachteil des zum Acidoseausgleich erforderlichen doppelten Flüssigkeitsvolumens in der gleichen Zeiteinheit. Die beim Atemnotsyndrom häufigen Hypoglykaemien können durch Trometamol verstärkt werden, worauf besonders zu achten ist.

b) Trometamol-Behandlung akuter respiratorischer Acidosen jenseits des Neugeborenen-Alters (Status asthmaticus, Pneumonie, Bronchoskopie etc.)

Bei akuten respiratorischen Acidosen, insbesondere beim Status asthmaticus, hat sich Trometamol neben apparativer Beatmung bewährt und verbessert das Ansprechen auf adrenergische Substanzen (HOLM-DAHL, 1961; STRAUSS u. Mitarb., 1966; RICHARDS u. Mitarb., 1967; HOLM-DAHL u. Mitarb., 1966, 1967a + b).

c) Trometanol bei chronisch-respiratorischen Acidosen

Alle Autoren warnen aufgrund ihrer Ergebnisse vor der Trometamol-Anwendung bei der chronischen respiratorischen Acidose, da diese trotz der wünschenswerten Senkung des Pulmonalisdruckes fast immer eine Beatmung erforderlich macht (ABER u. Mitarb., 1963; MASSARO u. Mitarb., 1962; ZIMMERMANN, 1963).

3. Trometamol-Behandlung
vorwiegend metabolischer Acidosen

a) Akute toxische Gastro-Enteritis mit Dehydratation

Bei dieser, vornehmlich im Säuglings- und frühen Kleinkindesalter vorkommenden, schwersten Form der Gastro-Enteritis gelingt es durch Ausgleich der Acidose, selbst moribunde Kinder im Schock zu kompensieren und die Katecholamin-Wirkung zu ermöglichen. Dies gelingt auch mit Natriumbicarbonat, so lange keine hypersaliaemische, hyperpyretische Toxikose vorliegt. Da aber die Hypernatriaemie oft klinisch nicht erfaßbar ist und der Zustand der Kinder oft sofortiges Handeln vor Bekanntwerden der Serum-Elektrolytwerte erforderlich macht, hat sich auch hier die Trometamol-Behandlung als gut und z. T. besser wirksam als Bicarbonat erwiesen (Tab. 3).

Tabelle 3. Bisher vorliegende Publikationen über Trometamol-Behandlung toxischer Gastro-Enteritiden bei Kindern

Autoren	Zahl der behandelten Kinder
NEIMANN u. Mitarb., 1966	70
EWERBECK und KRÜGER, 1965	18
KELLNER, 1967	18
RUMLER und SITKA, 1968	200
	306

b) Kreislaufbedingte Acidosen

Im Schock, beim Herzstillstand und bei der Acidose im Rahmen der extracorporalen Zirkulation wird Trometamol aufgrund der günstigen experimentellen Ergebnisse heute schon von vielen Kliniken routinemäßig verwendet.

Tabelle 4. Bisher vorliegende Publikationen über Trometamol-Gabebei Herzer-
krankungen und Herzoperationen

Autoren	Zahl der Fälle	Indikationen
BRINKMAN u. Mitarb., 1960	1	Herzoperation
BUCKLEY und SIEKER, 1961	4	Herzinsuffizienz
	2	Cor pulmonale
CONANT und HUGHES, 1961	1	Herzinfarkt
DARBY u. Mitarb., 1960b	1	Herzflimmern
SCHÖBER u. Mitarb., 1967	4 Sgl.	Herzfehler
KORKEILA und VAPAAVUORI, 1963	1	Herzstillstand
LEE u. Mitarb., 1962	15	Herzstillstand
CLARK, 1961	13	Herzstillstand
	11	Herzoperation
MOORE und BERNHARD, 1962	20	Herzoperation
	27	Herzoperation
	1	Herzflimmern
FRIEHS, 1967	32	Herzoperation
SESSLER u. Mitarb., 1965	600	Herzoperation
NAHAS, MALM u. Mitarb., 1964	47	Herzoperation
NAHAS, 1964	35	Herzoperation
NAHAS, 1965	13	FALLOT-Op.
YOUNG und ROBINSON, 1964	1 Sgl.	Herzoperation
KAPLAN, 1962	1 Sgl.	Herzoperation
THOMPSON u. Mitarb., 1963	30	Herzoperation
MALM u. Mitarb., 1965/66	75	Herzoperation
KUWABARA und AOCHI, 1968	7	Herzoperation
KILMAN und VASKO, 1967	20	Herzoperation
	962	

Die relativ große Zahl von Trometamol-Publikationen aus der Herzchirurgie (Tab. 4) erklärt sich einmal daraus, daß der Großteil der
experimentellen Arbeiten aus der Anaesthesiologie und Herzchirurgie
stammen und daß zum anderen bei der Verwendung großer Blutmengen
für die langdauernde extracorporale Zirkulation die vorhersehbare Acidose-
entstehung verhütet werden muß. Besonderes Interesse verdient hier die
Arbeit von SESSLER u. Mitarb. aus der Mayo Clinic, die Perfusionen mit
THAM-gepuffertem ACD-Blut solchen mit heparinisiertem Frischblut
vorziehen, da sie bei Überprüfung zahlreicher Meßwerte keinen Nachteil
des gepufferten ACD-Blutes fanden. Dieses ist vielmehr leichter herstellbar,
haltbarer und die Thrombocyten können vor Einfüllen in die Herz-Lungen-
Maschine getrennt und nach Ende des Bypass dem Patienten zugeführt
werden.

Die Menge Trometamol, die pro Blutkonserve zugesetzt wird, schwankt
zwischen 400 mg (MOORE und BERNHARD, 1962; KILMAN und VASKO,
1967), 1200–1800 mg (PEIRCE II, 1961), 2000 mg (SESSLER u. Mitarb., 1965)

und 2400–2500 mg (NAHAS, 1965; NAHAS, MALM u. Mitarb., 1964). Die großen Mengen sind bei guter Verträglichkeit sicher wirksamer als die niedrigen.

Eindrucksvoll sind auch die Berichte über die intravenöse und intrakardiale Trometamol-Gabe bei Kammerflimmern beziehungsweise beim Herzstillstand. Selbst bei Versagen aller anderen Behandlungsmaßnahmen gelang es doch in den meisten Fällen, zumindest eine vorübergehende spontane, rhythmische Herztätigkeit zu erreichen.

c) Austauschtransfusionen

Ebenso wie bei der extracorporalen Zirkulation entsteht bei massiven Bluttransfusionen von ACD-Blut eine Acidose. In der Konserve sinkt der schon initial saure pH-Wert mit zunehmendem Alter der Konserve weiter ab.

Trometamol eignet sich optimal zur Pufferung von ACD-Konserven, da es in relativ geringen Mengen einen pH-Ausgleich ermöglicht ohne zusätzliche Elektrolytbelastung. Die für Austauschtransfusionen erforderliche Menge beträgt nach den Erfahrungen der verschiedenen Autoren 1,2–2,4 g/Konserve, wobei in der Regel 1,2 g ausreichen (OLIVER, 1965; SCHIPPAN, 1967; PIERSON u. Mitarb., 1968).

d) Diabetische Acidosen

Aufgrund der experimentellen Daten und insbesondere der hypoglykaemisierenden Wirkung ist Trometamol zur Behandlung der diabetischen Acidose geeignet. Andererseits ist zu berücksichtigen, daß nicht jede diabetische Acidose eine Trometamol-Behandlung erforderlich macht, da diabetische Acidosen häufiger auch ohne Pufferbehandlung rasch korrigiert werden können. Bei gleichzeitiger Anwendung von Trometamol und Insulin ist besonders auf das Entstehen eines hypoglykaemischen Schocks zu achten (BRINKMAN u. Mitarb., 1961; SAMIY, REES u. Mitarb., 1961; NESSLER, 1968; NEIMANN u. Mitarb., 1966; LARCAN u. HERBENVAL, 1966).

Aufgrund experimenteller Arbeiten wird diskutiert, ob Trometamol die Insulinsekretion stimuliert, durch Lösung der Eiweißbindung Insulin aktiviert oder die Wirkung von Insulin ermöglicht.

Bei der Trometamol-Behandlung comatöser Diabetiker ist es notwendig zu wissen, ob bereits eine Niereninsuffizienz besteht. In diesen Fällen versagt offenbar die Trometamol-Behandlung und kann möglicherweise die renale Störung noch verstärken. Ob die gefundenen histologischen Nierenveränderungen krankheits- oder therapiebedingt sind, läßt sich nicht ohne weiteres entscheiden.

Die Einzelbeobachtung einer günstigen Wirkung von täglichen Trometamol-Infusionen bei Insulin-Resistenz rechtfertigt weitere Untersuchungen.

e) Verbrennungen

Bei schweren Verbrennungen gelingt es mit Trometamol, am besten kombiniert mit niedermolekularem Dextran, eine Acidose zu verhüten oder zu korrigieren und den pH-Wert des Urins rasch und anhaltend zu erhöhen. Außerdem wird eine gute Diurese erzeugt, ohne Flüssigkeits- bzw. Elektrolytüberlastung. Hämolyse und Hämoglobinurie mit daraus resultierender tubulärer Nekrose werden verhütet (NAHAS, 1964; CRAMER und HINSHAW, 1965; ZIMMERMANN, 1966; EWERBECK u. Mitarb., 1966).

f) Intoxikationen

Aufgrund der günstigen tierexperimentellen Ergebnisse bot sich Trometamol schon frühzeitig zur Beschleunigung der Elimination schwacher Säuren (z. B. Salicylate und Barbiturate) durch die Niere oder mit Hilfe der Peritonealdialyse an, da es sowohl im Harn als auch im Peritonealdialysat eine bessere und länger anhaltende Alkalisierung bewirkt als Bicarbonat (ISRAELS und DAVIES, 1961; GEMMILL u. Mitarb., 1963).

g) Renale Acidosen

Acidosen bei akuter oder chronischer Niereninsuffizienz lassen sich ohne Wiederherstellung der Nierenfunktion nicht dauerhaft bessern. Als unterstützende Maßnahme hat sich jedoch wiederholt die Pufferbehandlung mit Trometamol bewährt. Es ist hier besonders auf das Entstehen einer Hyperkaliaemie zu achten. Bei bestehender Anurie ist die Anwendung von Trometamol kontraindiziert (SAMIY, RAMSAY u. Mitarb., 1961; KRESS, 1963; QUELLHORST u. Mitarb., 1966).

Besonders interessant sind die Wirksamkeit von oral gegebenem THAM-Citrat bei chronisch renalen Acidosen und zur Auflösung von Harnsäuresteinen, die bisher wenig Beachtung gefunden haben (VERT u. Mitarb., 1968).

4. Nebenerscheinungen der Trometamol-Behandlung

Aufgrund der experimentellen Untersuchungen sind als hauptsächlichste Nebenwirkung der Trometamol-Behandlung folgende Erscheinungen möglich:

a) Lokale Gewebsschädigung durch die starke Alkalität der nichttitrierten Trometamol-Lösung (GOLDENBERG u. Mitarb., 1968; GUPTA u. Mitarb., 1967; BRINKMAN u. Mitarb., 1961; HEIMING und REHDER, 1973)

b) Hyperkaliaemien infolge gesteigerter Kaliumfreisetzung aus der Zelle bei gestörter Kalium-Elimination durch die Nieren (SAMIY, RAMSAY u. Mitarb., 1961; HEINE und KELLNER, 1968; GJESSING, 1965).

c) Hypoglykaemien durch verstärkte Glykolyse und Insulin-Wirkung (LOEB u. Mitarb., 1966; DARBY und ANDERSON, 1966).

d) Atemdepression durch direkte oder indirekte Einwirkung auf das Atemzentrum (BRINKMANN u. Mitarb., 1960; CONANT und HUGHES, 1969; LUCHSINGER und BERGMAN, 1960; MANFREDI, SIEKER u. Mitarb., 1960; SIEKER u. Mitarb., 1961; SWANSON, 1966; RETZLAFF und HUTSCHENREUTER, 1966; SCHIPPAN, 1967; VERCRUYSSE u. Mitarb., 1963).

e) Postacidotische Hypocalcaemien, wie nach jeder Acidose-Behandlung (TROELSTRA u. Mitarb., 1965; GIDION u. Mitarb., 1966; BRINKMAN u. Mitarb., 1960).

Die meisten dieser Nebenwirkungen lassen sich unter klinischen Bedingungen vermeiden, wenn entsprechende Trometamol-Zubereitungen verwendet werden, beziehungsweise wenn die Infusionsmenge und -geschwindigkeit in tolerablen Grenzen gehalten werden.

Die Nebenerscheinungen der therapeutischen Trometamol-Gabe beschränken sich nach den vorliegenden Publikationen im wesentlichen auf dosisabhängige *Hypoglykaemien* bei nicht oder gering acidotischen Patienten. Lokale Venenwand- und *Gewebereizungen* lassen sich durch Infusion in große Venen oder Verwendung titrierter Trometamol-Lösung vermeiden. *Lebernekrosen* sind lediglich nach Infusion hypertoner Lösungen durch die Nabelvene beobachtet worden. *Hyperkaliaemien* sind nur bei Niereninsuffizienz zu befürchten. *Atemdepressionen* treten bei therapeutischer Dosierung und Infusionsgeschwindigkeit praktisch nicht auf, sondern nur bei Überdosierung oder sehr rascher Infusion. *Hypocalciaemien* nach Trometamol sind auf den Acidose-Ausgleich und nicht spezifisch auf Trometamol zurückzuführen.

C. Eigene Untersuchungen

Überblick

Nach den ersten günstigen Erfahrungen mit Trometamol beim Verbrennungsschock von 14 Kindern 1964 (EWERBECK u. Mitarb., 1966), haben wir seither Trometamol in zunehmendem Maße bei Acidosen verschiedener Ätiologie verwendet. In den Jahren 1966 und 1967 wurden bereits mehr als 400 Kinder auf der pädiatrischen Abteilung des Kinderkrankenhauses der Stadt Köln mit Trometamol behandelt. Da die klinischen Erfahrungen mit Trometamol und seine Auswirkungen auf den Stoffwechsel bisher nicht systematisch untersucht wurden, haben wir dies nach einem detaillierten Untersuchungsplan bei verschiedenen Kollektiven durchgeführt.

Aufgrund der vorliegenden tierexperimentellen Ergebnisse und geringen klinischen Erfahrungen schien es wünschenswert, folgende Untersuchungen durchzuführen:

1. Auswirkungen auf den Säure-Basen-Haushalt,
2. Auswirkungen auf den Wasser- und Elektrolythaushalt,
3. Auswirkungen auf den Kohlenhydratstoffwechsel,
4. Ausscheidung von Trometamol,
5. Verträglichkeit und Nebenerscheinungen der Trometamol-Gabe.

Bei unseren Erfahrungen ist zu berücksichtigen, daß alle Befunde bei acidotischen, teils atemgestörten, teils unterschiedlich stark exsiccierten Kindern erhoben wurden, weil sich die Anwendung bei gesunden Kindern verbot. Vergleiche mit tierexperimentellen Ergebnissen sind deshalb nur bedingt möglich.

1. Auswirkung auf den Säure-Basen-Haushalt

Untersuchungsmaterial und Methodik

Zusammen mit GLÖCKNER (1969) haben wir bei 318 unausgelesenen Kindern, die in den Jahren 1966–1968 mit Trometamol behandelt wurden, die Veränderungen der Blutgaswerte untersucht. Die statistische Auswertung erfolgte mit Lochkarten, rein numerisch gelocht, im Rechenzentrum der

Universität Köln[1] und in der Abteilung für Medizinische Dokumentation und Statistik der Farbenfabriken Bayer in Leverkusen[2]. Mit der Mikromethode nach Astrup wurden vor Trometamol-Infusion aktueller pH, pCO_2, Standardbicarbonat und Basenüberschuß (BE) bestimmt. Aufgeteilt nach Acidose-Ursache und infundierter Trometamol-Menge/kg Körpergewicht wurden die Veränderungen der einzelnen Meßwerte verglichen und analysiert.

Die pH-Mittelwerte und Streuungen wurden bei geringer Streuung unter der Annahme einer Log-Normalverteilung arithmetisch ermittelt. Da es bei starker Streuung der Einzelwerte unter Zugrundelegung einer Normalverteilung der H-Ionen-Konzentrationen zu differierenden Mittelwerten und Streuungen kommen kann (Bretscher, 1967), wurden für die größeren Gruppen pH-Mittelwerte und Streuungen sowohl arithmetisch aus den pH-Werten als auch durch Umrechnung in H-Ionen-Konzentrationen und anschließende Rückrechnung in pH-Werte ermittelt.

Trometamol wurde ausschließlich als 0,3-M-Lösung, mit 0,1 M Acetat auf ein pH von 8,6 eingestellt (pehanorm® K)[3], verwendet. Die Menge wurde anfangs nach der Formel

$$\text{ml pehanorm® K} = -\text{BE} \times \text{kg Körpergewicht,}$$

später nach der Formel

$$\text{ml pehanorm® K} = -\text{BE} \times \text{kg Körpergewicht} \times 2$$

berechnet und intravenös infundiert, da die Pufferkapazität der 0,3-M-THAM-Lösung durch den Acetatzusatz etwa halbiert wird. Die Kontrolle der Astrup-Werte erfolgte frühestens 30 min nach Ende der Trometamol-Infusion.

Für die einzelnen Meßwerte wurden Mittelwerte und Standardabweichungen bestimmt und getrennt nach Diagnosen-Gruppen beziehungsweise Alters- oder Gewichtsuntergruppen verglichen.

Regressions- und Faktorenanalysen konnten für 26 ausgelesene Kinder durchgeführt werden, bei denen neben den Werten des Säure-Basen-Haushaltes auch Untersuchungen der Serum-Elektrolytwerte vor und nach Trometamol-Gabe vorlagen (Pat. 277–284, 287–297, 310–312, 316–319).

---

[1] Für wertvolle Hilfe bei der statistischen Auswertung bin ich Herrn Oberkustos Priv.-Doz. Dr. Weidtman, Univ. Kinderklinik Köln, zu großem Dank verpflichtet.

[2] Herrn Priv.-Doz. Dr. Fink, Abt. f. Med. Dokumentation der Fa. Bayer Leverkusen, verdanke ich die Lochkartenanfertigung und die Anfertigung von Regressions- und Faktorenanalysen.

[3] Hersteller Fa. Braun, Melsungen. (Neuer Handelsname: Sterofundin-Tris K.)

Diese Gruppe besteht aus 24 meist enteritischen Säuglingen und Kleinkindern und 2 Neugeborenen. Die Analysen werden daher in den Abschnitten 1 b (Trometamol-Behandlung bei toxischer Gastro-Enteritis), 1 h (Zusammenfassung), 2 (Auswirkungen von Trometamol auf den Wasser- und Elektrolyt-Haushalt) und 6 (Regressions- und Faktorenanalysen) wiedergegeben und diskutiert.

Die Mittelwerte und Standardabweichungen des Gesamtkollektivs sind wegen der sehr heterogenen Diagnosen-Gruppen nicht aussagekräftig.

a) Trometamol bei atemgestörten unreifen und reifen Neugeborenen

Seit 1965 verwendeten wir Trometamol zur Acidosebehandlung bei respiratorisch oder gemischt respiratorisch-metabolisch acidotischen, unreifen und reifen Neugeborenen. Diese Behandlungsweise hatte sich aufgrund der günstigen Berichte in der Literatur und der Erfahrungen von HEESE (1966) an unserem Haus als der üblichen Bicarbonat-Behandlung gleichwertig oder überlegen empfohlen.

Bei dem größeren Teil der in den Jahren 1966 und 1967 mit Trometamol behandelten unreifen und reifen Neugeborenen wurden in der vorliegenden Übersicht die Behandlungsergebnisse ausgewertet.

Die behandelten Kinder wurden in Gewichtsgruppen unterteilt. Dabei wurde das Aufnahmegewicht als Grundlage gewählt. Da die Kinder aus einer Vielzahl verschiedener Entbindungs-Abteilungen verlegt wurden, differierte das von dort mitgeteilte Geburtsgewicht oft erheblich von unserem Aufnahmegewicht, obwohl die Kinder bei der Aufnahme in der Regel nicht älter als 2–6 Std waren.

Indikation zur Trometamol-Behandlung war der Nachweis einer Acidose bei der ASTRUP-Messung. Sie wurde bei Kindern mit einem Gewicht unter 1,5 kg obligat, bei schwereren Kindern nur bei schlechtem Allgemeinzustand vorgenommen. Bei einem BE (= Basenüberschuß) von —9 mval/l oder weniger wurde eine Trometamol-Infusion berechnet und durchgeführt.

Die berechnete Menge wurde anfangs in 3–4, später in 2–3 Std infundiert. Ergab die ASTRUP-Kontrolle nach Trometamol-Infusion eine noch immer bestehende Acidose, so wurde nochmals eine Trometamol-Infusion berechnet und durchgeführt. Dies war bei 29 Kindern notwendig.

Die behandelten Kinder waren in der Mehrzahl unreif (Tab. 5), 29 waren Zwillinge: 10 erste (8 †) und 19 zweite (15 †).

Zusätzlich stellten die Kinder aufgrund ihrer Acidose die negative Auslese der jeweiligen Gewichtsgruppe dar, nämlich geburtstraumatisch geschädigte und aspyktische Neugeborene, Kinder diabetischer Mütter etc. Entsprechend ungünstig ist auch die Mortalität mit insgesamt 74% und sogar 90–100% in den Gewichtsklassen bis 1,5 kg. Um einen besseren

Überblick über die Mortalität acidotischer, Trometamol-behandelter Neugeborener zu erhalten, wurden die hier ausgewerteten Fälle der Jahre 1966/67 mit den von Januar bis November 1968 behandelten verglichen (Tab. 5). Ausgeschlossen wurden Kinder, die nachweislich an anderen Ursachen (Herzfehler, Infektionen etc.) gestorben sind. Der Grad der Acidose war in den meisten Fällen sehr ausgeprägt (Tab. 6a–d).

Beim Vergleich der Jahrgänge (Tab. 5) fällt auf, daß die Mortalität in den beiden untersten Gewichtsgruppen unverändert blieb, während sie in den Gruppen von 1,5–2,5 kg deutlich verbessert wurde. Die Kinder über 2,5 kg sind nicht ohne weiteres vergleichbar, da die Zahl für 1968 zu niedrig ist. Dies hängt damit zusammen, daß für 1968 nur die Ergebnisse der Frühgeborenen-Station ausgewertet wurden. Für 1966/67 wurden aber auch die anderen Stationen miterfaßt, auf denen üblicherweise Neugeborene mit einem Gewicht über 2,5 kg liegen.

Tabelle 5. Schicksal von 262 reifen und unreifen atemgestörten Neugeborene die mit Trometamol behandelt wurden. a = Überlebende, b = Gestorbene

Gewicht in kg		1966/67		1968		1966–1968	
		n	%	*n*	%	*n*	%
bis 1,00	a	0		0		0	
	b	6	100	15	100	21	100
1,01–1,50	a	3		3		6	
	b	29	90	22	88	51	89
1,51–2,00	a	8		19		27	
	b	37	82	23	55	60	69
2,01–2,50	a	10		20		30	
	b	17	63	8	28,5	25	45,5
> 2,50	a	17		6		23	
	b	19	53	0	0	19	45
Summe	a	38		48		86	
	b	108	74	68	58,5	176	67

Vergleicht man nur die Kinder bis 2,5 kg, so sind

1966/67 von 110   89 oder 81%,
1968   von 110   62 oder 68% gestorben.

Diese Zahlen bedeuten natürlich nicht die Gesamtmortalität, weil nur rund 20% aller Neugeborenen unter 2500 g mit THAM behandelt wurden.

Die Herabsetzung der Mortalität in den entsprechenden Gruppen dürfte mit einer Intensivierung der Infusions- und Acidose-Behandlung der Frühgeborenen ab 1968 zusammenhängen. Bezüglich der Trometamol-Behandlung wurden 1968 generell die doppelten Mengen wie anfangs, also

Tabelle 6a. Veränderungen des aktuellen pH durch Trometamol bei atemgestörten Neugeborenen. ASN = Atemgestörte Neugeborene, HMS = Neugeborene mit nachgewiesenen hyalinen Membranen derLunge

		Alle ASN	Überlebende ASN	HMS	Alle Kinder
pH *vor*	n	138	35	6	315
THAM	$\bar{x}$	7,087	7,130	7,022	7,130
	S.D.	0,120	0,100	0,153	0,136
pH *nach*	n	99	32	5	261
THAM	$\bar{x}$	7,199	7,293	7,252	7,293
	S.D.	0,147	0,090	0,045	0,142
ΔpH	n	99	32	5	261
	$\bar{x}$	0,095	0,166	0,174	0,152
	S.D.	0,148	0,112	0,056	0,138
THAM	n	139	36	6	
ml/kg	$\bar{x}$	20,7	18,6	20,8	
	S.D.	8,5	7,5	11,1	

Tabelle 6b. Veränderung des aktuellen pH durch Trometamol bei atemgestörten Neugeborenen verschiedener Geburtsgewichte (bis 1,00 kg; 1,01–1,50 kg; 1,51–2,00 kg; 2,01–2,50 kg; 2,50 kg)

		bis 1,00	1,01–1,50	1,51–2,00	2,01–2,50	> 2,50
pH	n	6	32	45	26	29
vor	$\bar{x}$	7,152	7,061	7,082	7,105	7,091
THAM	S.D.	0,084	0,167	0,116	0,078	0,098
pH	n	3	20	27	28	
nach	$\bar{x}$	7,200	7,177	7,194	7,238	
THAM	S.D.	0,091	0,125	0,173	0,134	
	n	3	20	27	21	28
ΔpH	$\bar{x}$	0,037	0,062	0,094	0,056	0,140
	S.D.	0,102	0,115	0,182	0,137	0,139
THAM	n	6	32	45	27	29
ml/kg	$\bar{x}$	18,2	23,5	21,4	18,4	19,3
	S.D.	8,8	10,6	7,7	5,7	8,9

ml 0,3 M THAM + 0,1 M Essigsäure = —BE × kg × 2 verwendet und die Infusionszeit dieser Menge auf 2 Stunden oder weniger festgelegt.

Die endgültige Auswertung der Fälle von 1968 wird zeigen, welche Rolle dem Trometamol bei der Verbesserung der Mortalität zukommt.

Die aus den H-Ionen-Konzentrationen durch Rückrechnung erhaltenen pH-Mittelwerte stimmen trotz der zu erwartenden Differenzen mit den arithmetisch ermittelten für die klinische Beurteilung hinreichend überein (Tab. 6c).

Tabelle 6c. H-Ionen-Konzentrationen bei atemgestörten Neugeborenen (selbe Kollektive wie Tab. 6a und b)

			n	H-Ionen-konzentr. $\tilde{x} \cdot 10^{-8}$	Entspr. pH $\bar{x}$	H-Ionen-konzentr. S.D. $\cdot 10^{-8}$
Alle ASN	*vor*	THAM	138	8,55	7,068	2,89
	nach	THAM	99	6,72	7,173	2,57
bis 1,00 kg	*vor*	THAM	6	7,17	7,144	1,51
	nach	THAM	3	6,41	7,193	1,39
1,01–1,50 kg	*vor*	THAM	32	9,43	7,025	4,55
	nach	THAM	20	6,92	7,160	2,16
1,51–2,00 kg	*vor*	THAM	45	8,58	7,066	2,55
	nach	THAM	27	6,93	7,159	2,90
2,01–2,50 kg	*vor*	THAM	26	7,98	7,098	1,52
	nach	THAM	21	7,17	7,144	3,16
> 2,50 kg	*vor*	THAM	29	8,30	7,081	1,88
	nach	THAM	28	6,08	7,216	2,12
HMS	*vor*	THAM	6	10,07	6,997	4,16
	nach	THAM	5	5,62	7,250	0,61
ASN lebend	*vor*	THAM	35	7,61	7,119	1,83
	nach	THAM	32	5,21	7,283	1,19

Die Ausgangs-pH-Werte und die THAM-Menge/kg Körpergewicht waren für den Grad des pH-Anstieges (ΔpH) weniger maßgeblich als die Tatsache, ob die Kinder überlebten oder nicht. Anders ausgedrückt: Bei den überlebenden Neugeborenen gelang eine signifikant stärkere pH-Erhöhung mit vergleichbaren oder sogar niedrigeren THAM-Mengen (Tab. 6a + bc).

Darüber hinaus zeigten 6 Kinder – 5 davon gestorben – mit röntgenologisch (1) oder pathologisch-anatomisch (5) nachgewiesenen hyalinen Membranen in den Lungen (HMS) bei niedrigerem Ausgangs-pH als alle anderen atemgestörten Neugeborenen (ASN) trotz nicht signifikant unterschiedlicher THAM-Mengen einen größeren pH-Anstieg. Eine Erklärung für dieses Verhalten kann nicht gegeben werden. Auch ist die kleine Zahl der Beobachtungen nicht beweiskräftig.

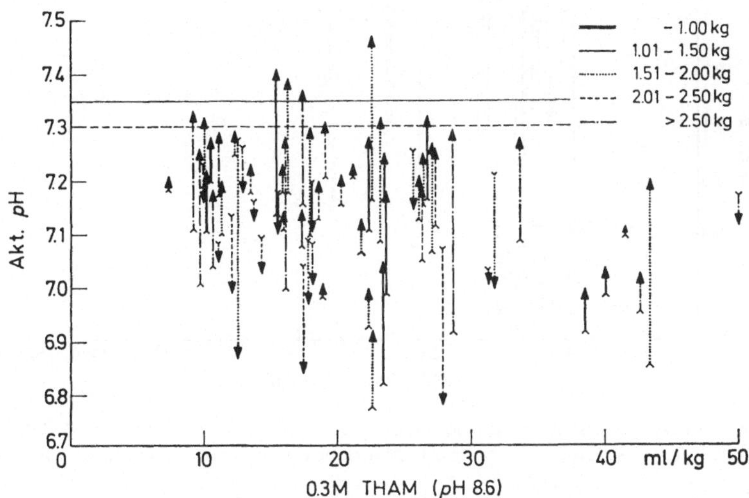

Abb. 2a. Veränderungen des aktuellen arteriellen pH unter Trometamol-Behandlung bei atemgestörten Früh- und Neugeborenen, die *nicht* überlebten (*n* = 64)

In einem Teil der Fälle verhinderte der deletäre Verlauf eine Kontrolle der Astrup-Werte, so daß komplette Blutgasanalysen vor und nach Behandlung nur bei 102 Kindern vorliegen. Dadurch liegen die Mittelwerte vermutlich relativ etwas zu günstig.

Nur bei 4 von 64 verstorbenen Neugeborenen war es gelungen, den Normalbereich des aktuellen pH zu erreichen (Abb. 2a).

7 weitere Kinder erreichten einen pH von 7,30 bis 7,35. Bei 33 Kindern wurde der pH zwar angehoben, jedoch nicht über 7,30. 5mal stieg der pH nicht oder nur minimal, während 15mal die Acidose trotz Trometamol-Gabe weiter zunahm.

Deutlich günstiger liegen die Ergebnisse bei 31 Kindern, die überlebten. Hier wurde 21mal ein pH von 7,30 oder höher, 8mal sogar 7,35 oder höher mit einer Infusion erreicht. Zu einem pH-Abfall kam es hier in keinem Fall.

Größere Trometamol-Mengen bewirkten hier durchweg auch höhere pH-Anstiege, die jedoch vereinzelt auch mit niedrigen Mengen erreicht wurden (Abb. 2b).

Aus dem Vergleich der pH-Werte zur Menge Trometamol in ml/kg bei 98 überlebenden oder gestorbenen Kindern ergibt sich keine eindeutige Beziehung. Bei 31 überlebenden (Abb. 3) entsteht dagegen der Eindruck,

daß Mengen um oder über 20 ml/kg zu einem pH-Anstieg um etwa 0,1 bis
0,2 pH-Einheiten führen.

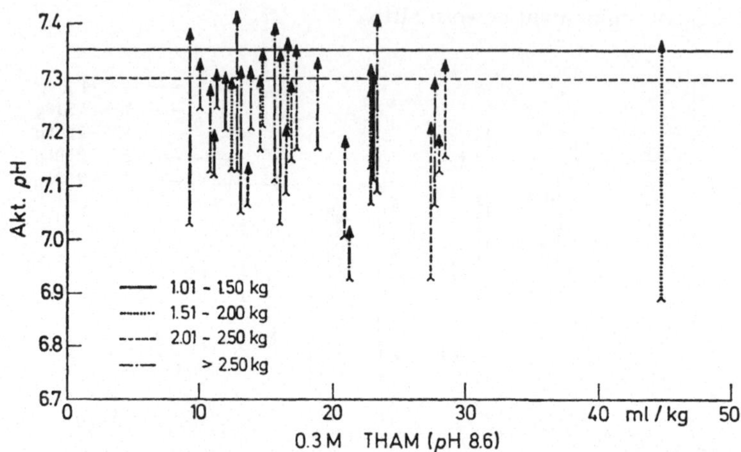

Abb. 2b. Veränderungen des aktuellen arteriellen pH unter Trometamol-Behandlung bei atemgestörten Früh- und Neugeborenen, die überlebten ($n = 31$)

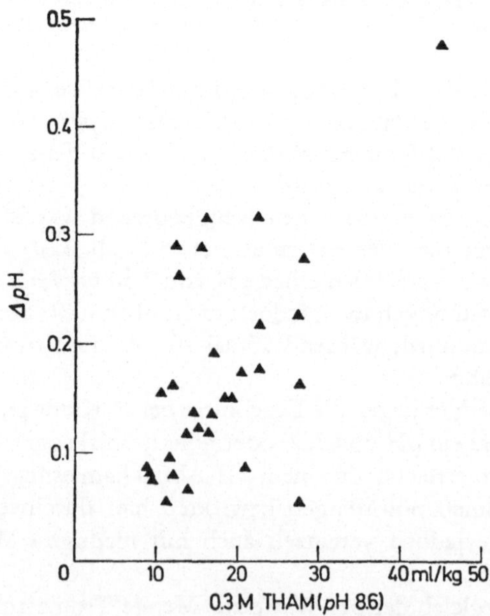

Abb. 3. pH-Anstieg (ΔpH) bei überlebenden atemgestörten Früh- und Neugeborenen in Beziehung zur infundierten THAM-Menge ($n = 31$)

Tabelle 6d. Veränderungen der arteriellen Kohlensäurespannung (pCO_2 in Torr) durch Trometamol bei atemgestörten Neugeborenen. ASN = Atemgestörte Neugeborene, HM = Hyaline Membranen

		Alle ASN	Überlebende ASN	HM
pCO_2 *vor* THAM	n	135	35	5
	$\bar{x}$	64,07	59,27	70,00
	S.D.	23,51	17,48	20,38
pCO_2 *nach* THAM	n	97	32	5
	$\bar{x}$	58,97	55,46	66,40
	S.D.	21,16	16,50	16,23
ΔpCO_2	n	97	32	5
	$\bar{x}$	−10,68	−3,26	−3,60
	S.D.	21,79	18,09	17,62
THAM ml/kg	n	139	36	6
	$\bar{x}$	20,7	18,6	20,8
	S.D.	8,5	7,5	11,1

Besonders hoch waren die pCO_2-Werte (Tab. 6d). Nur bei 16 von 124 Patienten lag der Ausgangs-pCO_2 unter 45 Torr, in allen anderen Fällen deutlich höher, bis zu 150 Torr. In 6 Fällen war der pCO_2 nicht meßbar. Eine Normalisierung des pCO_2 gelang nur bei 10 Kindern. Im Mittel resultierte eine Erniedrigung der unterschiedlich stark erhöhten Ausgangswerte.

Tabelle 6e. Veränderungen des Standard-Bicarbonat (mval/l) durch Trometamol bei atemgestörten Neugeborenen

		Alle ASN	Überlebende ASN	HM	Alle Kinder
Stand. Bicarb. *vor* THAM	n	134	34	5	305
	$\bar{x}$	14,54	15,21	14,96	13,86
	S.D.	2,79	2,39	2,26	3,03
Stand. Bicarb. *nach* THAM	n	98	31	5	257
	$\bar{x}$	18,62	21,61	21,90	20,29
	S.D.	5,34	4,37	1,18	5,40
Δ Stand. Bicarb.	n	97	31	5	231
	$\bar{x}$	+4,02	+6,94	+6,94	+6,19
	S.D.	5,49	3,87	2,92	3,77
THAM ml/kg		139	36	6	
	$\bar{x}$	20,7	18,6	20,8	
	S.D.	8,5	7,5	11,1	

Die Standard-Bicarbonat-Werte waren im Mittel leicht erniedrigt und wurden signifikant erhöht, ohne daß es zu einer Überhöhung kam (Tab. 6e).

Der Basen-Überschuß wurde durch vergleichbare THAM-Mengen sehr unterschiedlich angehoben, ohne jedoch den alkalischen Bereich zu erreichen (Tab. 6f). Im Mittel aller ASN-Kinder war die Erhöhung mit den angewendeten Dosierungen unzureichend.

Tabelle 6f. Veränderungen des Basen-Überschuß (BE) durch Trometamol bei atemgestörten Neugeborenen

		Alle ASN	Überlebende ASN	HM	Alle Kinder
BE *vor* THAM	n	137	36	6	314
	$\bar{x}$	−13,25	−12,34	−14,95	−14,86
	S.D.	4,80	3,83	6,04	5,51
BE *nach* THAM	n	99	32	5	261
	$\bar{x}$	−8,18	−3,73	−2,60	−6,82
	S.D.	6,96	3,25	1,69	6,13
ΔBE	n	99	32	5	260
	$\bar{x}$	+4,78	+8,06	+10,14	+8,18
	S.D.	7,45	4,51	3,95	6,65
THAM ml/kg	n	139	36	6	
	$\bar{x}$	20,7	18,6	20,8	
	S.D.	8,5	7,5	11,1	

Die hohe Mortalität atemgestörter Neugeborener stellt vornehmlich ein Beatmungsproblem dar, was sich auch in den oft sehr hohen pCO_2-Werten ausdrückt. Durch die Pufferbehandlung gleich welcher Art lassen sich pulmonale Acidosen, hyaline Membranen und Fruchtwasseraspirationen nur beschränkt beeinflussen.

Es darf schon hier erwähnt werden, daß wesentliche Nebenerscheinungen der Trometamol-Behandlung nicht beobachtet wurden. Insbesondere wurden keine Atemdepressionen im direkten Zusammenhang mit der Infusion beobachtet. Hypoglykaemien waren nicht häufiger als bei unbehandelten Frühgeborenen. Lokale oberflächliche Gewebsnekrosen bei sehr schlechten Kreislaufverhältnissen waren extrem selten und heilten komplikationslos ab.

b) Trometamol-Behandlung bei toxischer Gastro-Enteritis

Die Befunde von 125 Kindern, überwiegend Säuglingen, mit starker und stärkster Exsiccose und Acidose, die mit Trometamol behandelt wurden, wurden genauer analysiert (Tab. 7). In 124 Fällen liegen Blutgasanalysen vor und in 116 Fällen nach Trometamol-Gabe vor (Tab. 8). Viele Kinder befanden sich bei der Aufnahme im Schock und waren moribund. Dennoch war die Letalität mit 10 Kindern, entsprechend 8%, sehr gering. Von 11 Kindern des Kollektivs mit einer hyperpyretischen Toxikose überlebten 9.

Tabelle 7. Schicksal Trometamol-behandelter Enteritis-Patienten ($n = 125$)
a = Überlebende, b = Gestorbene

	0–4 Wochen		1–12 Monate		1–7 Jahre		0–7 Jahre	
	n	%	n	%	n	%	n	%
a	19		64		32		115	
b	2	9,5	7	9,8	1	3	10	8
Summe	21		71		33		125	

Es fällt auf, daß bei den behandelten sehr jungen Säuglingen entgegen den üblichen pädiatrischen Erfahrungen die Letalität nicht größer war als bei den älteren Säuglingen.

Die Ermittlung der Wasserstoff-Ionen-Konzentrationen ergab für 116 Kinder: vor THAM $6{,}778 \cdot 10^{-8} \pm 2{,}334 \cdot 10^{-8}$ entsprechend pH 7,169; nach THAM $4{,}330 \cdot 10^{-8} \pm 8{,}266 \cdot 10^{-9}$ entsprechend pH 7,364; Differenz $2{,}448 \cdot 10^{-8} \pm 1{,}928 \cdot 10^{-8}$ entsprechend $\varDelta$ pH 0,1946.

Es ergaben sich erwartungsgemäß Differenzen zu den arithmetisch ermittelten pH-Mittelwerten und Standardabweichungen ohne deren klinische Brauchbarkeit einzuschränken (Tab. 8 und 8a).

Bei jüngeren Kindern lagen die Ausgangs-pH-Werte im Mittel niedriger als bei älteren und wurden mit entsprechend größeren THAM-Mengen auch stärker erhöht. Trotzdem lagen die Zielwerte bei den jüngeren Kindern niedriger als bei den älteren (Tab. 8).

Die niedrig normalen Ausgangs-pCO_2-Werte wurden gering erhöht, blieben aber im Normbereich. Das Standard-Bicarbonat war initial deutlich erniedrigt und wurde signifikant erhöht. Der Basen-Überschuß wurde durch mittlere THAM-Mengen von 21,0 ml/kg (S.D. $\pm$ 10,0) um 10,07 ($\pm$ 4,34) mval/l erhöht.

In allen Fällen gelang mit Trometamol eine Anhebung der pH-Werte. Bei 31 von den 81 graphisch dargestellten Fällen (Abb. 4) lag der pH nach Trometamol noch unter 7,35. In 11 Fällen war es zu einer leichten Alkalisierung gekommen und 39 mal lag der pH-Wert nach einmaliger Infusion im Normbereich.

24 mal waren 2–5 malige Trometamol-Infusionen wegen unzureichenden Acidoseausgleiches oder rezidivierender Acidose innerhalb von 72 Std notwendig. Dabei wurden Gesamtmengen bis 89,5 ml/kg (= 3,24 g/kg

Tabelle 8. Blutgaswerte (Mittelwerte und Streuung) von Enteritis-Patienten vor und nach Trometamol-Infusion (a = 0–28 Tage, b = 1–12 Monate, c = 1–7 Jahre alt)

pH vor THAM	n	115	a)	21	pCO₂ vor THAM	n	123	Stand.-Bicarb. vor THAM	n	123	BE vor THAM	n	124
			b)	70									
			c)	33									
	$\bar{x}$	7,195	a)	7,080		$\bar{x}$	31,54		$\bar{x}$	13,54		$\bar{x}$	−15,33
			b)	7,198									
			c)	7,262									
	S.D.	0,124	a)	0,142		S.D.	10,14		S.D.	3,03		S.D.	5,21
			b)	0,113									
			c)	0,073									
pH nach THAM	n	116	a)	21	pCO₂ nach THAM	n	116	Standard-Bicarb. nach THAM	n	116	BE nach THAM	n	116
			b)	69									
			c)	26									
	$\bar{x}$	7,371	a)	7,315		$\bar{x}$	36,16		$\bar{x}$	21,97		$\bar{x}$	−5,54
			b)	7,370									
			c)	7,418									
	S.D.	0,079	a)	0,079		S.D.	8,99		S.D.	5,26		S.D.	4,51
			b)	0,076									
			c)	0,055									
Δ pH	n	116	a)	21	ΔpCO	n	115	Δ Standard-Bicarb.	n	115	ΔBE	n	116
			b)	69									
			c)	26									
	$\bar{x}$	+0,182	a)	+0,235		$\bar{x}$	+4,85		$\bar{x}$	+8,69		$\bar{x}$	+10,07
			b)	+0,172									
			c)	+0,165									
	S.D.	0,101	a)	0,112		S.D.	9,30		S.D.	4,92		S.D.	4,34
			b)	0,097									
			c)	0,090									
THAM ml/kg	n	115	a)	21	THAM ml/kg	n	115	THAM ml/kg	n	115	THAM ml/kg	n	115
			b)	71									
			c)	33									
	$\bar{x}$	21,0	a)	28,7		$\bar{x}$	21,0		$\bar{x}$	21,0		$\bar{x}$	21,0
			b)	20,3									
			c)	17,8									
	S.D.	10,0	a)	9,5		S.D.	10,0		S.D.	10,0		S.D.	10,0
			b)	10,0									
			c)	8,4									

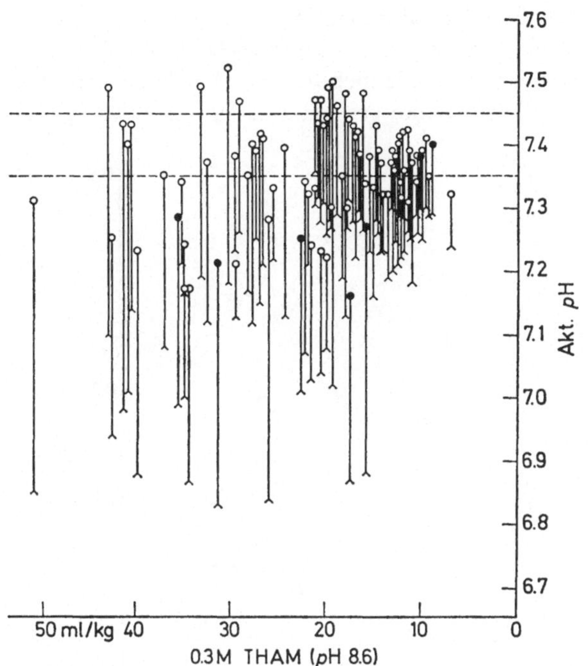

Abb. 4. Veränderungen des aktuellen arteriellen pH unter Trometamol-Behandlung bei Enteritis-Patienten ($n = 81$). ○ überlebt ● = gestorben

Tabelle 8a. H-Ionen-Konzentrationen bei Enteritis-Kindern

			n	H-Ionen Konzentr. $\bar{x} \cdot 10^{-8}$	Entspr. pH $\bar{x}$	H-Ionen-Konzentr. S.D. $\cdot 10^{-8}$
Alle Enteritis-Pat.	*vor*	THAM	124	6,68	7,175	2,30
	nach	THAM	116	4,33	7,364	0,83
0–28 Tage	*vor*	THAM	21	8,76	7,057	3,01
	nach	THAM	21	4,92	7,308	0,92
1–12 Monate	*vor*	THAM	70	6,58	7,182	2,07
	nach	THAM	69	4,33	7,363	0,79
1–7 Jahre	*vor*	THAM	33	5,55	7,255	1,07
	nach	THAM	26	3,85	7,414	0,49

= 26,9 mMol/kg) infundiert. Dies war besonders häufig bei den verstorbenen (7 von 10) erforderlich. Mengen von 55; 62,7; 67,3; 67,5; 69 und 76 ml/kg wurden ohne Nebenerscheinungen toleriert und überlebt.

Die Korrelation der infundierten Menge Trometamol in ml/kg zum pH-Anstieg ΔpH war bei den Enteritis-Acidosen (Abb. 5) eindeutiger als bei den asphyktischen Neugeborenen. Man kann danach rechnen, daß mit je 10 ml/kg Trometamol ein pH-Anstieg um etwa 0,10 erreichbar ist.

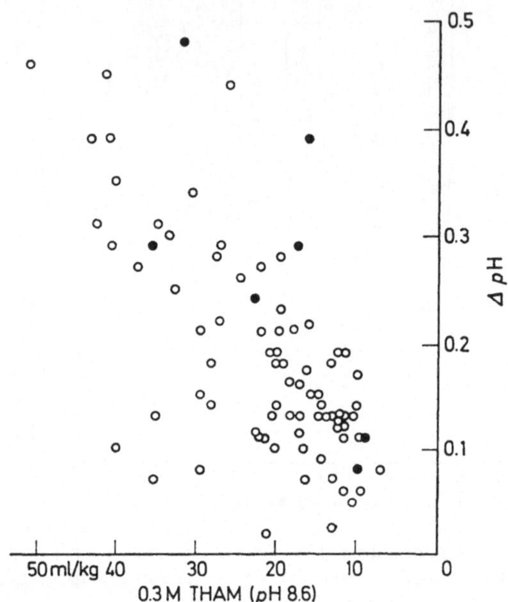

Abb. 5. pH-Anstieg (ΔpH) bei Enteritis-Patienten in Relation zur infundierten Trometamol-Menge ($n = 81$). $\bigcirc$ = überlebt, $\bullet$ = gestorben

Eine Analyse der Todesfälle bei toxischer Gastro-Enteritis läßt folgende Besonderheiten erkennen:

Pat. 154: 18 Tage altes Kind. Schwere, nicht dauerhaft zu behebende Acidose (insgesamt 51,6 ml/kg THAM-Acetat). Am 3. Tag gestorben. Bei der Obduktion[4] ausgedehnte *Blutungen in Magen, Darm und Lungen.*

Pat. 155: 13 Tage altes Kind, das mit 1900 g um 700 g unter dem Geburtsgewicht liegt und wegen rezidivierender Acidose insgesamt 89,5 ml/kg THAM-Acetat erhält. Am 3. Tag Probelaparotomie[5] wegen Ileus: Schwere *nekrotisierende Enterocolitis.* Am 4. Tag gestorben.

---

[4] Die Obduktionsbefunde verdanken wir Herrn Prof. Dr. A. GOEBEL, Direktor des Patholog. Institutes der Krankenanstalten Köln-Merheim, die Hirnsektionsbefunde Herrn Prof. Dr. K. ZÜLCH, Direktor des Max-Planck-Institutes für Hirnforschung Köln-Merheim.

[5] Die Operation wurde in der kinderchirurgischen Klinik (Chefarzt Prof. Dr. D. HELBIG) des Kinderkrankenhauses Köln-Riehl durchgeführt.

Pat. 200 und Pat. 201: 5 Monate alte *Zwillinge*, die beide moribund mit pH-Werten von 6,87 und 6,88 zur Aufnahme kamen und innerhalb des ersten Tages starben. Enteritis in der Familie. In der Nachbarschaft Ruhr, die aber bei beiden Kindern nicht nachgewiesen werden konnte. Der eine erhielt 43,5, der andere 32 ml THAM-Acetat-Gesamtmenge/kg.

Pat. 216: 10 Monate alter, moribunder Säugling, pH 6,99, mehrfach gekrampft (im Liquor 36/3 Zellen), 35,6 ml/kg THAM-Acetat. Am 1. Tag gestorben. Bei der Obduktion[4] *Hyperämie* der *Hirnvenen* und der *Nebennieren*.

Pat. 240: $1^1/_2$ Jahre altes, ehemaliges Frühgeborenes, mit geringer (pH 7,30), durch 10 ml/kg THAM-Acetat korrigierter Acidose, das am folgenden Tag bei einer *Hypokaliaemie* von 1,8 mval/l (Na 144, Ca 4,3 mval/l) starb.

Pat. 288: $4^1/_2$ Monate alter Säugling mit Enteritis bei schwerer Rachitis, der wenige Stunden nach der Aufnahme mit einer *Hypocalcaemie* von 1,8 mval/l bei Hypernatriaemie und Hyperkaliaemie starb. Die mäßige Acidose war durch zweimalige Gabe von insgesamt 21,8 ml/kg THAM-Acetat ausgeglichen.

Pat. 289: 14 Monate alter Säugling mit hyperpyretischer Toxikose. Acidoseausgleich durch 3malige Gabe von insgesamt 32 ml/kg THAM-Acetat. Nach 22 Std bei progredienter *Hypocalcaemie* und Hyponatriaemie gestorben.

Pat. 298: 3 Monate alter Säugling mit schwerer hyperpyretischer Toxikose und Encephalitis, der zunächst überlebte, aber 9 Monate später an einem schweren *Cerebralschaden* mit unbeeinflußbarem *Krampfleiden* gestorben ist.

Die Pat. 164 (Down-Syndrom), 170 (Meningitis) und 212 (Hirnblutung), bei denen u. a. auch eine Enteritis bestanden hatte, wurden nicht zur Gruppe der toxischen Gastro-Enteritis gerechnet.

Die Art der Acidose-Behandlung war nach unserer Meinung für den ungünstigen Ausgang in allen geschilderten Fällen ohne Bedeutung.

c) Trometamol bei akuten Erkrankungen der Luftwege

Rein respiratorische Acidosen jenseits des Neugeborenenalters stellen in erster Linie eine Beatmungs- und erst in zweiter Linie eine Puffer-Indikation dar. So haben wir hier auch nur in Einzelfällen Trometamol eingesetzt.

Bei einem 12jährigen Mädchen wurde bei einem Herzstillstand im Rahmen eines anaphylaktischen Schocks bei Status asthmaticus neben verschiedenen anderen Maßnahmen unter der Beatmung eine rasche Trometamol-Blind-Infusion durchgeführt. Welche Rolle allerdings diese Infusion für das Überleben des Kindes mit schwerem hypoxischen Hirnschaden hatte, läßt sich nicht entscheiden. Die relativ wenigen übrigen Status-asthmaticus-Fälle der letzten Jahre konnten ohne Puffergabe kompensiert werden.

Bei einem knapp zwei Jahre alten Kind mit einer vornehmlich metabolischen Acidose bei stenosierender Laryngo-Tracheitis (Pat. 252) gelang die Neutralisierung prompt mit Trometamol. Das Kind starb trotzdem zwei Tage später an einer Lungenblutung ohne Zusammenhang mit der Acidosebehandlung.

Ebenso konnte bei einem $2^1/_2$ Wochen alten Säugling mit eitriger Meningitis und Pneumonie (Pat. 250) eine schwere metabolische Acidose mit einem initialen pH von 6,95 durch dreimalige Trometamol-Infusion mit insgesamt 62,7 ml/kg ausgeglichen werden. Das Kind starb 12 Tage später an der Sepsis.

Bei einem 7 Monate alten Kind mit einer Maserpneumonie und Rachitis (Pat. 251) konnte ein pH-Wert von 6,82 durch 14,6 ml/kg Trometamol auf 7,22 erhöht werden. Trotzdem starb das Kind am folgenden Tag mit einer deutlichen respiratorischen Acidose (pH 7,15, pCO_2 71).

Bei einem moribunden, unreifen, 12 Tage alten Neugeborenen (Pat. 249) mit einer ausgedehnten Pneumonie und gemischt respiratorisch-metabolischer Acidose (pH 7,16, pCO_2 59,5, Standard-Bicarbonat 16,3, BE —11,8) kam es durch 13,6 ml/kg 0,3 M Trometamol lediglich zu einer minimalen Besserung der metabolischen bei Verschlechterung der respiratorischen Acidose. Das Kind starb am 2. Krankenhaustag.

Insgesamt zeigen also die wenigen Fälle von Acidosen bei Luftwegserkrankungen, bei denen Trometamol eingesetzt wurde, keinen günstigen Einfluß auf den Krankheitsausgang. Doch reichen die kasuistischen Beobachtungen für eine endgültige Beurteilung nicht aus.

d) Trometamol bei Acidosen im Rahmen congenitaler Herzfehler

Bei Neugeborenen mit angeborenen Vitien fanden wir meist gemischte, metabolisch-respiratorische Acidosen. Von 14 Trometamol-behandelten Kindern zeigten einige ein überraschend gutes Ansprechen der Acidose, die aber zum Rezidiv neigte (Tab. 9a und b).

Tabelle 9a. Blutgaswerte vor und nach Trometamol-Infusion bei 14 Neugeborenen mit Herz- und Gefäßmißbildungen

			$\bar{x}$	S.D.
THAM ml/kg			21,6	9,9
pH	*vor*	THAM	7,085	
	nach	THAM	7,290	0,133
ΔpH			0,205	0,165
pCO_2	*vor*	THAM	57,28	24,04
	nach	THAM	50,55	16,82
ΔpCO_2			—6,72	28,59
Stand.-Bic.	*vor*	THAM	13,21	3,24
	nach	THAM	19,74	4,88
Δ Stand.-Bic. ($n = 13$)			+7,39	4,19
BE	*vor*	THAM	—17,00	6,57
	nach	THAM	—7,13	7,33
ΔBE			+9,86	7,83

Tabelle 9b. Blutgasanalysen bei 14 Trometamol-behandelten Säuglingen mit congenitalen Herzfehlern

Pat. Nr.	pH vor THAM	nach	pCO$_2$ vor THAM	nach	Standard-Bic. vor THAM	nach	BE vor THAM	nach	ml/kg 0,3 M THAM	Tag der THAM-Applik. (pH 8,6)	Diagnose
142	7,15	7,48	52,0	40,0	15,8	23,0	−10,5	−1,1	14,6		offener Ductus
143	7,23	7,17	51,0	73,5	17,0	12,2	−12,2	−12,8	12,3	2. Tag	Pulm.atresie
									17,1	2. Tag	
	7,26	7,30	49,0	47,0	18,8	21,0	−7,2	−3,9	7,7	3. Tag	
145	7,00	7,23	64,0	27,0	11,4	13,8	−19,6	−15,6	34,0	1. Tag	Cor triloculare, biatriatum, Fi-
	7,23	7,34	27,0	30,0	13,8	18,2	−15,6	−8,0	20,5	1. Tag	broaplasie der Aorta descend.,
	7,22	7,01	45,0	56,2	16,5	11,0	−11,1	−20,8	20,5	1. Tag	Atresie der Mitral- und Aorten-klappen
146	7,04	6,97	31,5	53,0	9,6	10,1	> −22,0	−20,3	25,2	1. Tag	Cyanose, „gr. Herz"
	6,97	7,01	53,0	49,0	10,1	10,8	−20,3	−18,8	12,6	1. Tag	
147	7,00	7,24	100,0	70,0	13,5	23,5	−14,8	−0,5	25,0		Cyanose, Systolicum
149	7,20	7,21	48,0	81,0	16,2	21,5	−11,7	−3,4	10,9		Aortenisthmusstenose
164	6,92	7,23	120,0	44,0	10,4	16,8	> −22,0	−10,3	35,0		Down-Syndrom, Systolicum, sehr großes Herz
253	7,18	7,36	50,0	47,5	15,7	24,5	−12,2	+0,7	19,8		Embr. diab., lautes Systol.
254	7,16	7,39	42,0	36,2	14,0	17,3	−13,5	−0,8	13,4	1. Tag	Transpos. der großen Gefäße
	7,12	7,05	31,0	27,0	10,6	12,0	−18,2	−22,0	19,6	7. Tag	
255	7,24	7,36	50,0	44,5	18,2	23,2	−8,4	−1,0	8,8		Transpos. der großen Gefäße
256	6,85	7,38	58,0	37,7	7,6	20,7	> −22,0	−4,5	22,0		Aortenisthmusstenose
257	6,96	7,22	53,0	71,0	9,5	21,5	> −22,0	−3,5	34,3		großer ASD + VSD
258	7,06	7,40	44,0	44,0	11,4	25,7	−18,4	+2,1	30,3		Aortenisthmusstenose
259	7,20	7,40	38,4	36,5	14,7	22,5	−12,5	−2,8	12,8		Valv. Pulm.stenose, ASD

Tabelle 10. Blutgaswerte vor und nach Trometamol bei 8 Kindern mit diabetischer Acidose

Pat. Nr.	Aktiver pH vor THAM	nach	pCO_2 vor THAM	nach	Standard-Bicarbonat vor THAM	nach	BE vor THAM	nach	ml/kg 0,3 M THAM (pH 8,6)
261	7,05	7,43	21,5	34,5	8,2	23,3	> —22,0	—0,5	42,0
262	7,08	7,20	13,0	19,5	9,0	11,6	> —22,0	—22,0	10,5
263	6,97	7,43	13,5	27,0	4,0	43,0	> —22,0	+20,0	20,0
264	7,06	7,35	23,0	17,5	8,6	14,7	—22,0	—13,5	19,7
265	7,12	7,40	32,0	28,5	11,2	20,5	—19,0	—4,0	6,8
266	7,26	7,37	30,5	37,5	15,3	21,5	—12,8	—3,0	13,3
279	7,10	7,41	20,0	26,9	9,4	20,0	> —22,0	—5,2	24,9
296	7,24	7,49	15,0	24,0	10,4	21,5	—22,0	—3,0	22,0
$\bar{x}$	7,125	7,370	21,06	25,11	9,51	31,7	—22,4	—7,65	18,75
± S.D.	—	0,080	7,30	5,37	18,60	4,14	—	6,72	11,34

Von den 14 Kindern überlebten zunächst 4 (Pat. 142, 253, 255, 259).
Von den 10 übrigen Kindern starben 7 in der 1. Lebenswoche (Pat. 145,
146, 147, 254, 256, 257), 3 zwischen der 5. und 12. Lebenswoche (Pat. 143,
164, 258) (Tab. 10b).

e) Trometamol-Behandlung diabetischer Acidosen

Von 8 Trometamol-behandelten Diabetikern waren 5 Erstmanifestatio-
nen. Die rein metabolischen Acidosen ließen sich rasch ausgleichen (Tab. 10).
Eines der Kinder, das außerhalb anbehandelt und in schlechtem Zustand
verlegt wurde, verstarb trotz ausgeglichener Acidose und Hyperglykaemie
im unbeeinflußbaren Kreislauf- und Nierenversagen.

f) Trometamol bei renalen Acidosen

Bei 10 Kindern wurden Acidosen bei akuten und chronischen Nieren-
erkrankungen behandelt (Tab. 11a und b).

Tabelle 11a. Blutgaswerte vor und nach Trometamol bei 10 Kindern mit renaler
Acidose

		$\bar{x}$	S.D.
THAM ml/kg		18,80	6,30
ph	*vor* THAM		
	nach THAM	7,336	0,061
ΔpH		+0,139	0,065
pCO$_2$	*vor* THAM	35,23	15,03
	nach THAM	32,81	9,98
ΔpCO$_2$ $(n = 8)$		−3,65	5,66
Stand.-Bic.	*vor* THAM	12,77	2,42
	nach THAM	18,94	4,99
ΔStand.-Bic. $(n = 7)$		+6,60	3,75
BE	*vor* THAM		
	nach THAM	−8,10	6,27
ΔBE $(n = 8)$		+8,31	4,86

Bei 4 Säuglingen (Pat. 148, 168, 176, 268) im Alter von 12 Tagen
bis 5 Wochen mit Harnwegsinfekten ohne nachweisbare Mißbildung ließen
sich metabolische Acidosen zweimal durch eine Trometamol-Infusion
(Pat. 168, 176), einmal durch 2malige Gabe (Pat. 268) von insgesamt
34,8 ml/kg und einmal (Pat. 148) durch 4malige Gabe von insgesamt
72,4 ml/kg Trometamol in 3 Tagen, ausgleichen. Im letzten Fall lag der
Reststickstoff nach der Trometamol-Gabe bei 84, am folgenden Tag bei

Tabelle 11b. Blutgaswerte vor und nach Trometamol-Gabe bei 10 Kindern mit renaler Acidose

Pat. Nr.	0,3 M THAM ml/kg (pH 8,6)	pH		pCO_2 mmHg		Standard-Bic. mval/l		BE mval/l		Rest-N mg/100 ml	
		vor THAM	nach	vor THAM	nach	vor THAM	nach	vor THAM	nach	vor THAM	nach
267	20,4	6,87		68,0		8,5		—22,0		111,0	94,5
158	30,5	7,12	7,33	38,0	36,0	12,3	19,0	—18,5	—6,4		
271	4,8	7,34	7,37	24,8	24,5	14,8	16,0	—11,5	—10,1	154,5	192,0
	6,9	7,29	7,39	33,5	25,0	16,4	17,4	—9,5	—8,2		
144	16,0	7,12		51,0		13,8		—15,2			
148	23,2 (12. Tag)	7,13	7,23	20,0	21,0	9,8	13,0	—22,1	—18,0		84,0
	15,7 (12. Tag)										
	21,8 (13. Tag)	7,19	7,37	28,5	23,0	12,6	16,7	—20,3	—7,8		96,0
	11,7 (14. Tag)										
	(15. Tag)	7,28	7,28	31,6	33,5	16,0	16,7	—11,0	—10,2		
269	20,5 (2. Tag)	7,20	7,37	24,5	39,0	11,4	21,5	—17,2	—2,5	100,5	117,0
	19,1 (10. Tag)	7,14	7,30	25,0	29,8	10,1	15,4	—19,2	—10,8		
	11,4 (10. Tag)	7,30	7,38	29,8	33,0	15,4	20,0	—10,8	—4,5		84,0
168	16,2	7,18	7,41	38,0	42,0	14,2	25,8	—15,8	+2,0		
	(2. Tag)	7,25		52,0		21,8		—2,3			
176	21,0	7,26	7,37	38,5	48,0	16,8	25,3	—10,0	+1,8		
268	19,0 (2. Tag)	7,15	7,26	22,5	22,0	13,1	13,0	—20,6	—16,0		
	15,8 (2. Tag)	7,26	7,31	22,0	90,0	13,0	28,0	—16,0	+6,0		
270	18,4	7,20	7,35	27,0	30,0	13,0	17,9	—15,6	—8,0		18,0

96 mg/100 ml. Dieser bei Aufnahme 12 Tage alte Patient konnte mit $2^{1}/_{2}$ Monaten entlassen werden. 4 Wochen später kam er mit einer erneuten metabolischen Acidose zur Aufnahme (Pat. 269), die auf Trometamol ausreichend ansprach, bei einem Reststickstoff von 100,5 (nach 2 Tagen 117) mg/100 ml. Nach 10 Tagen erneute Acidose bei einem Rest-N von 84 mg/100 ml, die wiederum durch Gabe von 19,1 + 11,4 ml/kg Trometamol ausgeglichen werden konnte. In den folgenden Tagen zunehmende Oligurie und nach 4 Tagen erneute Acidose und Exitus letalis. Bei der Obduktion[6] doppelseitige *Cystennieren* und eine große gestaute Leber.

Bei einem 5 Jahre alten Mädchen mit einer Trimethadon-Nephrose (Pat. 270) konnte eine metabolische Acidose bei Oligurie ohne Rest-N-Erhöhung und Status epilepticus durch Trometamol ausgeglichen werden. Das Kind erholte sich in der Folge gut.

Ein 2 Std altes untergewichtiges Neugeborenes mit gemischter Acidose starb trotz der Trometamol-Gabe noch vor ASTRUP-Kontrolle (Pat. 144). Bei der Obduktion fanden sich eine intracranielle Blutung und eine *doppelseitige Hydronephrose*.

Zei Neugeborene im Alter von 8 (Pat. 267) bzw. 15 (Pat. 158) Tagen entwickelten bei Niereninsuffizienz infolge später durch Obduktion[7] nachgewiesener *Urethralklappe* mit Megaureteren bzw. *Blasenhalsstenose* eine metabolische Acidose, die auf Trometamol mäßig gut ansprach. Das eine Kind starb 3 Tage, das andere 23 Tage nach Krankenhausaufnahme ohne Acidose.

Zwei Säuglinge (Pat. 154, 155) starben 7 bzw. 3 Tage, nachdem sie im Rahmen einer schweren toxischen Gastro-Enteritis 52,3 bzw. 89,4 ml/kg Trometamol-Gesamtmenge zum Acidose-Ausgleich benötigt hatten, anurisch. Der eine (Pat. 154) wurde obduziert. Dabei fanden sich Magen-Darm- und Lungenblutungen sowie eine Leberverfettung. Die Nieren waren makroskopisch unauffällig. Der zweite (Pat. 155) wurde praefinal wegen eines Ileus laparotomiert[8]. Dabei fanden sich eine ausgedehnte fibrinöse Peritonitis und mehrere kurz vor der Perforation stehende Darmulcera im Sinne einer nekrotisierenden Enterocolitis. Eine Obduktion wurde nicht durchgeführt.

Bei einem 14 Jahre alten Mädchen mit einer seit vielen Jahren bekannten Nephritis mit nephrotischem Einschlag (Pat. 271) ließ sich praefinal eine Acidose durch 4,8 bzw. 6,9 ml/kg Trometamol bei Reststickstoffwerten von 154 bzw. 192 mg% nur wenig beeinflussen. Das Mädchen starb 9 Tage nach der ersten Trometamol-Gabe im uraemischen Coma. Eine Obduktion fand nicht statt.

---

[6] Fußnote S. 34
[7] Fußnote S. 34
[8] Fußnote S. 34

Bei vorhandener Ausscheidungsfunktion der Nieren gelingt bei renalen Acidosen ein Acidose-Ausgleich durch Trometamol. Bei Ausscheidungs-Insuffizienz ist auch die Wirksamkeit von Trometamol unzureichend. Wesentliche Rest-N-Steigerungen durch Trometamol wurden in beiden Gruppen nicht beobachtet.

g) Trometamol bei Erkrankungen des Zentralnervensystems

Bei 4 Kindern mit einer eitrigen Meningitis (Pat. 170, 272, 273, 274) im Alter von 10 Tagen bis 14 Monaten wurden metabolische oder gemischte Acidosen mit Trometamol behandelt. 3 der Kinder (170, 272, 273) starben innerhalb der ersten 3 Tage an ihrer Grundkrankheit unabhängig von der Acidosekorrektur. Ein Kind wurde obduziert[9] (272).

3 Kinder mit einer Encephalitis bei hyperpyretischer Toxikose im Alter von 3, 7 und 9 Monaten (Pat. 275, 212, 315) wurden ebenfalls, aber in 2 Fällen (212, 313) ohne überzeugenden Erfolg, mit Trometamol behandelt. Die beiden letzteren starben noch am Aufnahmetag. Bei der Obduktion[9] eines der Kinder (212) fanden sich neben Bronchiolitis und Pneumonie subdurale und subarachnoidale Blutungen. Das 1. Kind, bei dem auch noch eine Rachitis bestanden hatte, überlebte. Ein $8^{1}/_{2}$ Monate altes Kind mit einer Pertussis-Encephalopathie und -Pneumonie (Pat. 276) zeigte auf 43,6 ml/kg Trometamol bei einer gemischten Acidose mit einem Ausgangs-pH von 6,81 ein sehr gutes Ansprechen mit einem pH von 7,52 bei Kontrolle. Unabhängig von der korrigierten Acidose starb das Kind nach 6 Tagen an der schweren, durch Obduktion[9] gesicherten Encephalopathie.

Bei einem 9 Monate alten Säugling mit einer Pockenimpf-Encephalitis (Pat. 312) konnte eine metabolische Acidose durch Trometamol dauerhaft behoben werden.

Eine metabolische Acidose bei einem $2^{1}/_{2}$ Jahre alten Kind mit einer Alkoholvergiftung (Pat. 260) konnte durch Trometamol ebenfalls prompt korrigiert werden.

h) Zusammenfassung

Die Auswertung der Wirksamkeit von Trometamol bei verschiedenen Acidoseformen hat zu folgenden Ergebnissen geführt:

1. Von 146 Trometamol-behandelten, zum größeren Teil unreifen, acidotischen, atemgestörten Neugeborenen starben 108 (= 74%). Die Acidose-Korrektur war hier in den meisten Fällen mit den angewendeten Trometamol-Mengen nicht möglich. Bei den Überlebenden gelang die Acidose-Korrektur wesentlich besser, ohne daß größere Trometamol-

---

[9] Siehe Fußnote S. 34

Mengen gegeben wurden. Trometamol ist demnach in der Lage, bei einem Teil der moribunden Frühgeborenen eine Acidose-Korrektur zu erreichen. Hat die Acidose jedoch zu lange bestanden, so gelingt es auch mit Trometamol nicht, die Kinder zu retten. Der Acidoseausgleich ist daher unbedingt vor Verlegung der Kinder aus den Entbildungsabteilungen einzuleiten. Hierzu dient in erster Linie die rechtzeitige und optimale Arterialisierung des Blutes durch geeignete Beatmungsmaßnahmen. Eine grundlegende Verbesserung der Prognose atemgestörter Neugeborener ist auch nur durch ein in jedem Fall wirksames Verfahren ausreichender Sauerstoffzufuhr zu erwarten. Mit den bisher zur Verfügung stehenden Mitteln und Apparaten gelingt dies wegen der gestörten Lungenfunktion jedoch häufig nicht.

2. Schwere und schwerste Acidosen bei toxischer Gastro-Enteritis lassen sich durch Trometamol rasch ausgleichen. Dabei ist die Letalität mit 8% von 125 ausgewerteten Patienten bemerkenswert niedrig. Zur pH-Erhöhung um 0,10 Einheiten wurden dabei etwa 12 ml/kg 0,3 M Trometamol das mit 0,1 M Essigsäure auf pH 8,6 eingestellt worden war, benötigt. Nach dieser Berechnung kann Trometamol allein aufgrund einer Messung des aktuellen pH nur grob dosiert werden. Vorübergehende Alkalisierungen durch Überkompensation der Acidose kommen nur ausnahmsweise vor und sind ohne klinische Bedeutung.

3. Die geschilderten Erfahrungen mit Trometamol zur Acidose-Korrektur bei Erkrankungen der Luftwege, bei congenitalen Herzfehlern, bei diabetischen Acidosen, bei renalen Acidosen und bei Erkrankungen des Zentralnervensystems erlauben aufgrund ihrer Heterogenität und kleinen Zahlen keine generelle statistische Auswertung. Die Acidose-Korrektur, die in den meisten Fällen möglich war, stellte nur eine symptomatische Maßnahme ohne Einfluß auf das Grundleiden dar.

2. Auswirkungen von Trometamol auf den Wasser- und Elektrolythaushalt

Im Tierexperiment kommt es unter Trometamol-Infusion zur Diuresesteigerung mit vermehrten Natrium- und Kaliumverlusten. Während die Kaliumverluste offensichtlich durch Kaliumaustritt aus der Zelle kompensiert werden, führen die Natriumverluste zur Hyponatriaemie. Wenig untersucht wurde bisher der Einfluß auf den Calcium-Phosphor-Stoffwechsel.

Da unter therapeutischen Bedingungen beim kranken Menschen ganz andere Ausgangssituationen vorliegen als im Experiment und Trometamol auch in geringeren Mengen und Geschwindigkeiten als im Tierversuch gegeben wird, haben wir bei Kindern das Verhalten des Wasser- und Elektrolythaushaltes unter Trometamol untersucht, zumal in diesen Altersstufen noch **gar** keine Beobachtungen vorliegen.

a) Verhalten der Serumelektrolyte Natrium, Kalium und Calcium

Zusammen mit PAHNKE (1969) untersuchten wir die Serumkonzentrationen von Natrium, Kalium und Calcium vor und unmittelbar nach Trometamol-Infusion photometrisch. Von 31 untersuchten Kindern konnten bei 29 die erhaltenen Werte in Beziehung zur infundierten Trometamol-Menge gesetzt werden: 2 Kinder waren asphyktische Neugeborene, 2 hatten eine diabetische Acidose, bei 25 Kindern war eine toxische Gastro-Enteritis Ursache der therapiebedürftigen Acidose. Bei einem der Enteritis-Kinder bestand ein gut eingestelltes adrenogenitales Salzverlustsyndrom.

Die Elektrolyte wurden unmittelbar vor und nach Trometamol-Infusion, die im allgemeinen 2–3 Std dauerte, bestimmt. Elektrolythaltige Lösungen wurden vor Entnahme der zweiten Blutprobe nicht infundiert. Verwendet wurde elektrolytfreies, 0,3 M Trometamol, das mit 0,1 M Acetat auf ein pH von 8,6 eingestellt ist, und dem unmittelbar vor der Infusion 10% des errechneten Volumens an 50%iger Glucose zugegeben wurden.

Tabelle 12a. Serumelektrolyte bei 26 Kindern vor und nach Trometamol-Infusion

			$\bar{x}$	S.D.
Gewicht in kg			6,479	2,797
THAM 0,3 M ml			140,6	74,3
Natrium i. S. mval/l	*vor*	THAM	152,7	13,1
	nach	THAM	148,2	12,6
Kalium i. S. mval/l	*vor*	THAM	5,31	1,11
	nach	THAM	5,09	1,15
Calcium i. S. mval/l	*vor*	THAM	5,08	0,85
	nach	THAM	4,58	0,95

Alle drei Elektrolyte zeigten in der überwiegenden Zahl der Fälle und in den Mittelwerten ein Absinken (Tab. 12a und b; Abb. 18, 19 und 20).

Die Natriumwerte waren initial häufiger erhöht und zeigten einen dosisabhängigen Abfall (Abb. 6, 18). Lediglich 3 mal sanken sie unter die Normgrenze von 130 mval/l (Abb. 6).

Ähnlich verhielten sich die Kaliumwerte, die aber weniger oft erhöhte Ausgangswerte aufwiesen und gelegentlich bei initialer Erniedrigung noch

Tabelle 12b. Serumelektrolytdifferenzen bei 26 Kindern vor und nach Trometamol-Infusion

	$\bar{x}$	S. D.
Δ Na i. S.	−4,54	5,70
Δ K i. S.	−0,22	0,77
Δ Ca i. S.	−0,50	0,44

weiter abfielen (Abb. 7). Der Abfall der Serum-Kalium-Werte zeigte keine signifikante Dosisabhängigkeit (Abb. 19).

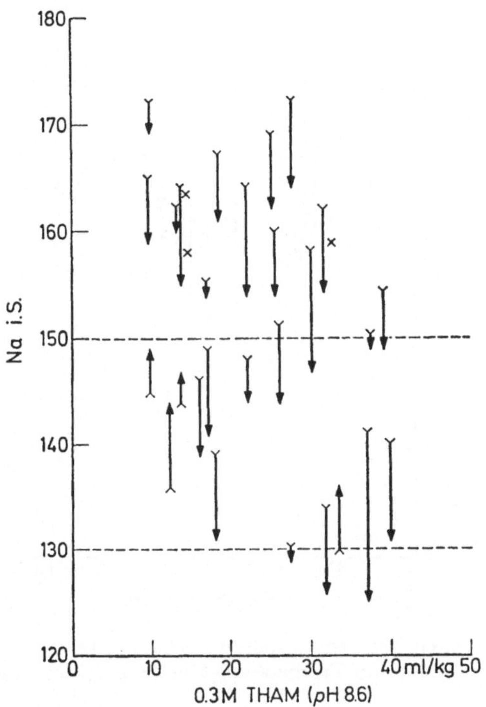

Abb. 6. Veränderungen der Serum-Natrium-Konzentration bei 30 Kindern in Relation zur infundierten Trometamol-Menge und zum Ausgangswert

Das Entstehen einer Hyperkaliaemie wurde nicht beobachtet. In einem hier nicht mitverwendeten Fall wurde bei einem moribunden Säugling ohne Ausgangsbestimmung nach Trometamol und kurz vor dem Tod ein Serum-Kalium von 1,8 mval/l bestimmt (Pat. 240).

Die Calcium-Werte zeigten durchweg einen dosisabhängigen Abfall (Abb. 8 und 20).

Lediglich in zwei Fälle nrachitogener Hypocalcaemien kam es zu einer bedrohlichen Verstärkung der Hypocalcaemie von 2,5 auf 1,8 (Pat. 288) beziehungsweise von 3,8 auf 2,3 (Pat. 289). Beide Kinder starben auch trotz intensiver intravenöser Calciumtherapie nach wenigen Stunden. Weitere Einzelheiten der Zusammenhänge zwischen Trometamol-Gabe und Serum-Elektrolytkonzentrationen sind in den Regressions- und Faktorenanalysen wiedergegeben (s. S. 60ff.).

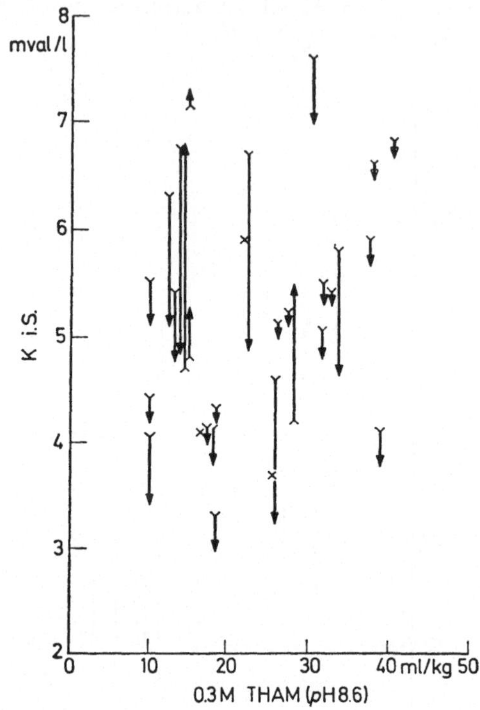

Abb. 7. Veränderungen der Serum-Kalium-Konzentration bei 28 Kindern in Relation zur infundierten Trometamol-Menge und zum Ausgangswert

b) Verhalten der Urinmengen und -elektrolyte

Zusammen mit M. und K. MARENK (1968) sowie H. LAND (1969) untersuchten wir den Einfluß von Trometamol auf Urin-Menge und -Elektrolyte.

Untersucht wurden in der Regel 24-Stunden-Sammelurine, beginnend mit der Trometamol-Infusion, bei 33 Kindern: 11 asphyktische Früh- und Neugeborene, von denen 8 gestorben sind; 16 Säuglinge und Kleinkinder mit einer toxischen Gastro-Enteritis, von denen 1 gestorben ist; 2 Säuglinge mit congenitalen Herzfehlern (1mal Pulmonalisatresie, 1mal Aortenisthmusstenose), die beide gestorben sind; 2 Säuglinge mit einer renalen Acidose bei Harnwegsinfektionen, von denen einer an einer Blasenhalsstenose starb; 1 Kind mit einer diabetischen Acidose und 1 Säugling mit einer Pertussisencephalopathie, der gestorben ist.

Bei den unterschiedlich exsiccierten Säuglingen und Kleinkindern, die während der Sammelperiode und vor der Aufnahme sehr unterschiedliche Flüssigkeits- und Elektrolytmengen erhalten hatten, konnten keine ver-

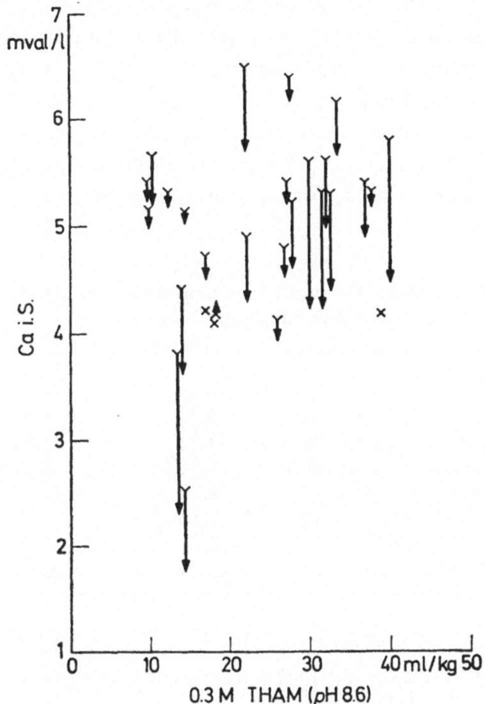

Abb. 8. Veränderungen der Serum-Calcium-Konzentration bei 28 Kindern in Relation zur infundierten Trometamol-Menge und zum Ausgangswert

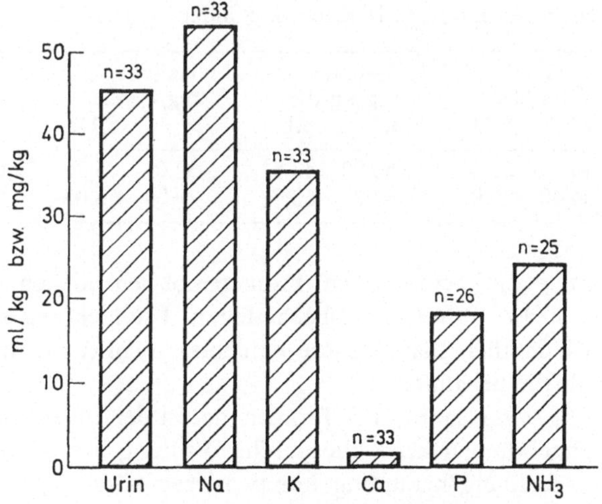

Abb. 9. Elektrolyt-, Ammoniak- und Urinausscheidung bei 33 (bzw. 26, bzw. 25) Trometamol-behandelten Kindern

wertbaren Bilanzstudien durchgeführt werden. Dies war lediglich bei Neugeborenen am ersten Lebenstag möglich, die mit nicht acidotischen Neugeborenen verglichen werden konnten, die vergleichbare, elektrolytfreie Infusionsmengen erhielten.

Die 24-Stunden-Urinmengen variierten unabhängig von der infundierten Trometamol-Menge bei 33 Kindern zwischen 2,6 und 186 ml/kg/die mit einem Mittelwert von 45,37 ml/kg und einer Streuung von $\pm$ 37,76 ml/kg (Abb. 9, Tab. 13).

Tabelle 13. 24-Stunden-Ausscheidung von Urin und Elektrolyten bei 33 Trometamol-behandelten Kindern

	$\bar{x}$	S.D.
Natrium (mg/kg/die	53,30	70,19
Kalium (mg/kg/die)	35,11	29,19
Calcium (mg/kg/die)	1,302	2,273
Urin (ml/kg/die)	45,37	37,76
akt. art. pH (initial)	7,162	0,155
BE (mval/l)	−13,81	4,95
THAM (ml/kg)	23,24	10,33

Die Natrium- und Kalium-Ausscheidung lag bei 16 Enteritis-Kindern trotz zusätzlicher Natrium-haltiger Infusionen niedriger als bei 9 asphyktischen Neugeborenen. Die Calcium-Ausscheidung lag dagegen bei letzteren niedriger (Tab. 4).

Tabelle 14. 24-Stunden-Ausscheidung von Urin und Elektrolyten bei 9 atemgestörten Neugeborenen (I) und 16 Enteritis-Kindern (II) nach Trometamol-Gabe

	Urin ml/kg/die		Natrium mg/kg/die		Kalium mg/kg/die		Calcium mg/kg/die	
	$\bar{x}$	S.D.	$\bar{x}$	S.D.	$\bar{x}$	S.D.	$\bar{x}$	S.D.
I	46,29	22,52	56,90	43,61	32,03	25,20	0,771	1,032
II	34,40	20,06	43,26	58,72	29,39	18,03	1,253	2,690

Im Vergleich von 7 acidotischen, Trometamol-behandelten mit 12 nichtacidotischen, nicht Trometamol-behandelten Frühgeborenen (Tab. 15, Abb. 10) wird deutlich, daß letztere eindeutig mehr Urin und Natrium ausscheiden als die behandelten.

Hieraus läßt sich folgern, daß Trometamol in der angewandten Dosierung bei Frühgeborenen keine diuretische Wirkung hat, die die acidosebedingte Ausscheidungshemmung kompensieren könnte. Da es sich bei den Gruppen ausnahmslos um Urinsammlungen am ersten Lebenstag handelt, kann man weiter folgern, daß auch die unreife Niere in der Lage ist, mit und ohne Acidose 50 ml/kg/die Urin und mehr mit 40 mg/kg und mehr Natrium auszuscheiden.

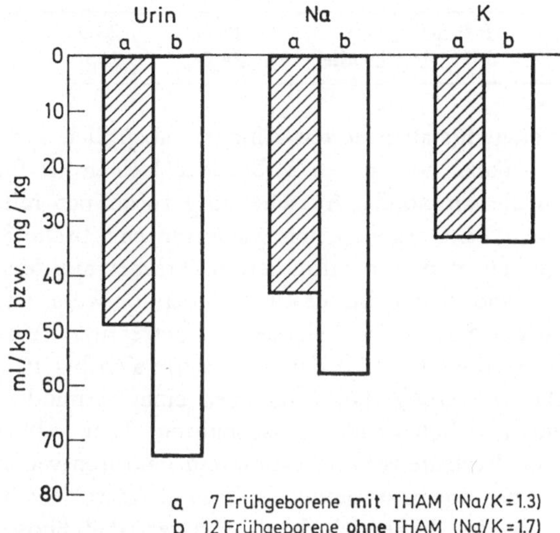

Abb. 10. Natrium-, Kalium- und Urin-Ausscheidung bei 7 atemgestörten, Trometamol-behandelten (a) und bei 12 nicht atemgestörten, nicht Trometamol-behandelten (b) Frühgeborenen

Bei Urinsammlung in 4 getrennten 6-Stunden-Portionen bei 12 Kindern zeigte sich unter Trometamol in den meisten Fällen eine Zunahme der Urin-, Natrium- und Kalium-Mengen in der 2.–3. oder in der 4. Sammelperiode.

Tabelle 15. Ausscheidung von Urin und Elektrolyten in 24 Std a) bei 12 nicht-acidotischen Frühgeborenen *ohne* Trometamol-Behandlung, b) bei 7 atemgestörten, acidotischen Frühgeborenen *mit* Trometamol-Behandlung (* bei 10 Kindern keine Ausscheidung, 1 × 0,04 mg/kg, 1 × 0,46 mg/kg)

	Urin ml/kg/die		Natrium mg/kg/die		Kalium mg/kg/die		Calcium mg/kg/die	
	a	b	a	b	a	b	a	b
$\bar{x}$	73,8	53,7	54,5	43,3	33,8	33,3	—*	0,70
± S.D.	32,4	18,5	37,4	21,4	22,5	27,0		2,28

Eindeutige Beziehungen zwischen infundierter Trometamol-Menge einerseits und ausgeschiedener Urin- oder Elektrolytmenge ergaben sich nicht (Abb. 9).

Tabelle 16. Phosphor- und Ammoniak-Ausscheidung bei 26, bzw. 25 Trometamol-
behandelten Kindern

	$\bar{x}$	S.D.
P (mg/kg/die)	18,0	20,9
NH$_3$ (mg/kg/die)	24,0	20,9

Bei 26 der eingangs analysierten Kinder – abzüglich von 7 Früh- und
Neugeborenen – haben wir in den 24-Stunden-Urinen die Phosphor- und
bei 25 Kindern die Ammoniak-Ausscheidung zusammen mit K. MARENK
(1968) bestimmt. Dabei ergaben sich wiederum eine breite Streuung und
keine Abhängigkeit von der infundierten Trometamol-Menge (Abb. 9,
Tab. 10). Auch fand sich keine erhöhte Phosphor-Ausscheidung in Abhängigkeit von der Stärke der Acidose. Bei getrennter Urinsammlung in
vier 6-Stunden-Portionen bei 20 Kindern zeigte sich bei 10 Kindern eine
z. T. erhebliche Steigerung, bei 7 Kindern eine Verminderung und bei
3 Kindern eine gleichbleibende Ausscheidung. Eine Abhängigkeit des
unterschiedlichen Verhaltens von bestimmten Faktoren war nicht erkenn-
bar. Das Fehlen des normalen acidosebedingten Ansteigens der Phosphat-
Ausscheidung im Urin ließe sich damit erklären, daß Phosphat bei Tro-
metamol-Wirkung und -Ausscheidung weniger zur Pufferung und H-
Ionen-Elimination gebraucht wird.

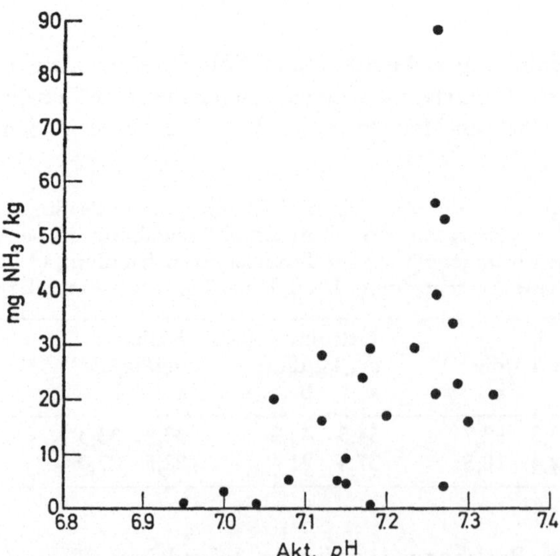

Abb. 11. Ammoniak-Ausscheidung in 24 Std in Relation zum initialen arteriellen
pH ($n = 26$)

Die Ammoniak-Ausscheidung Trometamol-behandelter Kinder lag im gleichen Bereich wie bei einer Gruppe rekonvaleszenter Vergleichskinder. Interessant war allerdings, daß die Ammoniak-Konzentrationen im Urin bei geringeren Urinmengen gegenüber den gesunden Kindern deutlich erhöht waren.

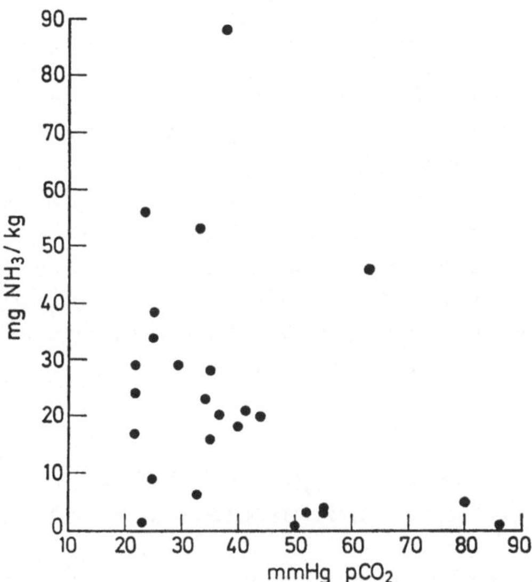

Abb. 12. Ammoniak-Ausscheidnug in 24 Std in Abhängigkeit vom initialen arteriellen pCO_2 ($n = 26$)

Bei stärkerer Acidose fanden wir eine Abnahme der Ammoniak-Mengen im Urin (Abb. 11) während bei unbehandelten Acidosen mit einer Zunahme zu rechnen ist.

Eine deutliche Abhängigkeit der Ammoniak-Ausscheidung ergab sich erwartungsgemäß von der Höhe der CO_2-Spannung im Blut (Abb. 12).

Wie zu erwarten war, fanden wir eine verminderte Ammoniak-Ausscheidung bei hohen pCO_2-Werten. Weniger deutlich war die Abhängigkeit von der Bicarbonat-Konzentration im Blut. Es läßt sich lediglich sagen, daß bei einem Standard-Bicarbonat unter 15 mval/l die größten und über 20 mval/l die niedrigsten Ausscheidungen gemessen wurden.

c) Verhalten von Hämoglobin und Hämatokrit

Zusammen mit WASSERSCHEID (1969) haben wir bei 12 Kindern Hämoglobin-Konzentration und Hämatokrit im Blut vor und nach Trometamol-Infusion gemessen.

Tabelle 17. Hämoglobin-Konzentration und Hämatokrit vor und nach Trometamol bei 10 Kindern

	0,3 M THAM (pH 8,6) ml/kg	Hb in g % vor nach Δ in % THAM			Hk Vol.-% vor nach Δ in % THAM		
$\bar{x}$	18,8	14,3	12,6	−11,9	40,5	34,6	−14,6
± S.D.	7,2	3,4	2,3		8,6	5,4	

Dabei ergab sich ein Mittelwert von 14,8 g% Hb vor und 12,7 g% nach Trometamol, was einem Abfall von 1,9 g% oder 12,8% des Ausgangswertes entspricht. Gleichzeitig sank der Hämatokrit von 41 auf 35 Vol.-%, was einen Abfall von 6 Vol.-% oder 14,6% des Ausgangswertes ausmacht. Bei 10 dieser Kinder konnten die Veränderungen mit der infundierten Trometamol-Menge verglichen werden. Dabei ergab sich für eine mittlere Menge von 18,3 ml/kg ein Hb-Abfall von 14,3 auf 12,6 g% entsprechend 11,9% des Ausgangswertes und des Hämatokrit von 40,5 auf 34,6 entsprechend 14,6% des Ausgangswertes (Tab. 17).

3. Auswirkungen von Trometamol auf den Kohlenhydratstoffwechsel

Trometamol besitzt eine experimentell nachgewiesene Blutzuckersenkende Wirkung bei verminderter Glucosurie. Allerdings beobachteten NAHAS, DOS und LIGOU (1960) eine direkte Abhängigkeit vom Ausgangs-pH: Während bei einem pH von 7,4 der Blutzucker von 110 auf 60 mg/100 ml sank, veränderte er sich bei pH 7,0 nicht und stieg sogar bei pH 6,8 auf 180 mg/100 ml.

Trotz dieser, beim Menschen bisher nicht bestätigten pH-Abhängigkeit, fügten wir allen Trometamol-Infusionen unmittelbar vor der Applikation 10% des errechneten Volumens an 50%iger Glucose zu, so daß eine etwa 5%ige Glucose-Lösung entstand.

Bei 12 Kindern haben wir zusammen mit WASSERSCHEID (1969) mittels der Hexokinase-Methode die wahre Glucose im Blut vor und nach derartigen Trometamol-Glucose-Infusionen bestimmt (Tab. 18).

Einmal handelte es sich um ein asphyktisches Neugeborenes (Pat. 290), das gestorben ist und bei dem durch Obduktion[10] hyaline Membranen nachgewiesen werden konnten. Bei dem Pat. 312 handelte es sich um eine Acidose bei Impf-Encephalitis, die ohne zunächst erkennbare Restschäden ausheilte.

---

[10] Siehe Fußnote S. 34

Bei 10 Kindern handelte es sich um Acidosen bei toxischer Gastro-Enteritis. Davon starb ein Kind (Pat. 288) im Rahmen einer extremen Hypocalcaemie, bei toxischer Gastro-Enteritis und Rachitis, ein weiteres (Pat. 313) bei hyperpyretischer Toxikose, das eine Hypokaliaemie entwickelte. Bemerkenswert ist, daß dieses Kind auch einen besonders ausgeprägten Blutzuckerabfall auf einen subnormalen Wert aufwies. Alle anderen Kinder überlebten.

Zu einem minimalen Blutzuckeranstieg kam es nur einmal bei einem Säugling (Pat. 286) mit einer hyperpyretischen, hypersaliaemischen Toxikose. Die überhöhten Elektrolyt-, Harnstoff- und Glucose-Werte normalisierten sich bei diesem Kind nachher rasch. Es blieb insbesondere keine diabetische Stoffwechsellage bestehen.

Insgesamt zeigten höhere Ausgangswerte einen stärkeren Abfall als niedrige, mit der Ausnahme von Pat. 313, der die größte Trometamol-Menge erhielt, gleichzeitig aber auch die stärkste Acidose aufwies.

Eine Abhängigkeit des Blutzuckerabfalles vom Ausgangs-pH ließ sich ebensowenig bestätigen, wie ein Zusammenhang mit dem Ausmaß des pH-Anstieges Δ pH.

Aus den statistisch nicht beweisenden Ergebnissen läßt sich immerhin ablesen, daß es trotz Glucosezusatz unter der Trometamol-Infusion bei acidotischen Kindern zu einem deutlichen Blutzuckerabfall kommt. Bei normo- und hyperglykaemischen Ausgangswerten sind Hypoglykaemien selten, aber möglich. Besteht bereits eine Hypoglykaemie-Neigung, beispielsweise bei Neugeborenen diabetischer Mütter oder bei asphyktischen Neugeborenen, so sind häufige Blutzuckerkontrollen und u. U. die Zufuhr größerer Zuckermengen erforderlich.

Unabhängig von der systematischen Prüfung der Glucose-Konzentration im Blut vor und nach Trometamol, wurden in Einzelfällen bei Verdacht auf Hypoglykaemien – z. B. bei Neugeborenen diabetischer Mütter und beim Auftreten von Krämpfen – Blutzuckerbestimmungen im Zusammenhang mit der Trometamol-Gabe durchgeführt.

Bei 5 asphyktischen Neugeborenen bestand eine ausgeprägte Neugeborenen-Hypoglykaemie. Vier dieser Kinder starben, jedoch nur eines (Pat. 140) in direktem zeitlichen Zusammenhang mit der Trometamol-Gabe. Andererseits stiegen niedrige Blutzuckerwerte trotz Trometamol-Gabe an (Pat. 145). Wir möchten es trotzdem nicht für ausgeschlossen halten, daß eine bestehende Neugeborenen-Hypoglykaemie durch Trometamol bedrohlich verstärkt werden kann. Die Anwendung von Trometamol bei acidotischen Neugeborenen erfordert daher eine genaue Überwachung des Glucosestoffwechsels bei reichlicher Zufuhr und im Bedarfsfall die Gabe von Glucagon oder ACTH.

Jenseits des Neugeborenen-Alters fand sich in keinem der 8 untersuchten Fälle eine Hypoglykaemie nach Trometamol.

Tabelle 18. Glucose-Konzentration vor und nach Trometamol bei 12 Kindern

Pat. Nr.	ml/kg THAM-Acetat	H-Ionen ($\times 10^{-8}$) vor	pH THAM	pH nach	H-Ionen ($\times 10^{-8}$) THAM	Glucose mg/100 ml Blut vor THAM	nach THAM	Differenz in mg/100 ml	Differenz in % des Ausgangswertes
284	25,3	4,677	7,33	7,49	3,236	179	133	−46	−25,7
286	13,5	5,623	7,25	7,38	4,169	400	420	+20	+5,0
288	14,5	6,607	7,18	7,36	4,365	87	49	−38	−43,7
290	26,0	9,333	7,03	7,24	5,754	212	98	−114	−53,8
291	27,6	5,370	7,27	7,36	4,365	205	175	−30	−14,6
292	9,9	4,898	7,31	7,33	4,677	235	118	−117	−49,8
293	10,0	4,786	7,32	7,43	3,715	151	60	−91	−60,0
294	31,5	6,026	7,22	7,44	3,631	106	94	−12	−11,3
297	14,4	7,244	7,14	7,31	4,898	250	110	−140	−56,0
311	18,4	5,248	7,28	7,34	4,571	110	80	−30	−27,3
312	13,8	5,248	7,28	7,49	3,236	206	150	−56	−27,2
313	38,8	11,047	6,98	7,30	5,012	200	30	−170	−85,0
$\bar{x}$	20,3	$6,342 \cdot 10^{-8}$ (pH 7,198)	7,21	7,37	$4,302 \cdot 10^{-8}$ (pH 7,366)	195	126	−69	−37,5
S.D. ±	10,7					83	107		24,9

Bei 19 Frühgeborenen am 1. Lebenstag prüften wir mit der Hexokinase-Methode die Glucose-Konzentration im 24-Stunden-Urin unter intravenöser Dauertropfinfusion mit 5–10 g/kg/die Glucose. Dabei wurden nur minimale Glucose-Mengen im Urin ausgeschieden (Tab. 19).

Trennt man diese Kinder in 12 nicht-acidotische ohne Trometamol-Behandlung und 7 acidotische mit Trometamol-Behandlung, so ergab sich in der letzten Gruppe eine signifikant höhere Ausscheidung als in der Kontrollgruppe. Dies würde allerdings den experimentellen Ergebnissen (s. S. 8–9) widersprechen. Auch erklären die ausgeschiedenen Mengen wegen ihrer Geringfügigkeit keine Hypoglykaemie-Neigung.

Tabelle 19. Glukose-Ausscheidung im 24-Stunden-Urin a) bei 12 nicht-acidotischen Frühgeborenen *ohne* Trometamol-Behandlung, b) bei 7 acidotischen, atemgestörten Frühgeborenen *mit* Trometamol-Behandlung

	Urin ml/kg/die		Glucose mg/ml		mg/kg/die	
	a	b	a	b	a	b
$\bar{x}$	73,8	53,7	0,033	0,134	2,43	7,20
$\pm$ S.D.	32,4	18,5	0,172	0,585		

4. Ausscheidung von Trometamol

Zusammen mit NEUHAUSEN (1968) haben wir die Elimination von Trometamol im Urin mit Hilfe der Methode von ROSEN (1961) in der Modifikation von STRAUSS und Mitarb. (1963) bei 16 Kindern gemessen (Tab. 20 und 21).

Dabei ergaben sich wesentlich niedrigere Ausscheidungsmengen als bei den bisher vorliegenden experimentellen Einzelergebnissen bei Tier und Mensch (s. S. 7). Es muß also, wenn man davon ausgeht, daß Trometamol im Körper nicht metabolisiert wird, bei Säuglingen mit einer Cumulation bei wiederholter Gabe innerhalb von 3–4 Tagen gerechnet werden.

Die Trometamol-Konzentration im Urin zeigte einen linearen Abfall mit zunehmendem zeitlichen Abstand von der Infusion (Abb. 13).

5. Verträglichkeit und Nebenerscheinungen der Trometamol-Gabe

Die unter experimentellen Bedingungen bedeutsamste Nebenerscheinung von Trometamol, die *Atemdepression* in direktem Zusammenhang mit

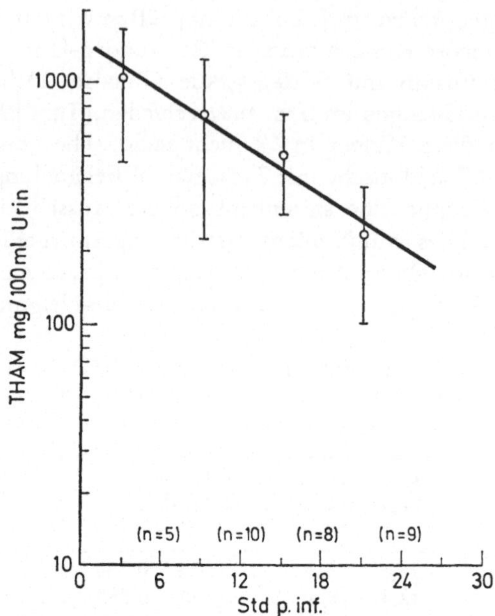

Abb. 13. Trometamol-Konzentration in 6-Stunden-Urin-Portionen mit zunehmendem zeitlichen Abstand von der Infusion (0–6, 6–12, 12–18 und 18–24–Std)

der Infusion, ist unter sorgfältiger klinischer Handhabung eine Rarität. Obgleich wir eine große Zahl schwer und schwerst atemgestörter Neugeborener mit Trometamol behandelten, haben wir bei den infundierten Mengen
und der angewendeten Infusionsgeschwindigkeit nie Atemstörungen während der Infusion beobachtet. Daß ein großer Teil der behandelten asphyktischen Neugeborenen dennoch unterschiedlich lange nach der Trometamol-Infusion starb, läßt sich daher nicht mit einer Atemdepression in
ursächlichen Zusammenhang bringen.

Wir haben inzwischen auch die anfänglich sehr vorsichtig gehandhabte
Infusionsgeschwindigkeit bis auf 1 ml/min bei Neugeborenen und bis auf
2 ml/min (und mehr) bei älteren Säuglingen erhöht, ohne eine schlechtere
Verträglichkeit zu beobachten.

Bei einem enteritischen Kleinkind sahen wir vielmehr nach versehentlich
sehr rascher Infusion der berechneten Trometamol-Menge in 15 statt in
150 min, daß das vorher somnolente, apathische Kind sich unmittelbar nach
der Trometamol-Gabe im Bett aufsetzte, erzählte und Kontakt aufnahm.

Auf die Möglichkeit der allerdings selten beobachteten *Hypocalcaemie*
und *Hypoglykaemie* einmal postacidotisch bei rascher Acidose-Korrektur
und zum anderen Trometamol-bedingt, wurde schon in den vorangegange-
nen Abschnitten hingewiesen.

Tabelle 20. Absolute Trometamol-Ausscheidung bei 16 Kindern

Lfd. Nr.	Alter	0,3 M THAM (pH 8,6)		Trometamol-Ausscheidung im Urin in g							
		mg/kg	g	0–6 Std	6–12 Std	12–18 Std	18–24 Std	0–24 Std	24–48 Std	48–72 Std	0–72 Std
1	15 Tage	1120	2,54	0,14	0,38	0,15	0,03	0,71			
2	5 Woch.	780	2,18	0,42	0,41	0,38	0,19	1,40			
3	10 Tage	1100	3,63	—	0,97	—	0,36	1,33			
4	10 Woch.	808	3,63	—	0,72	0,11	0,136	0,965			
5	3 Mon.	591	2,9					0,84	0,56	0,38	1,78
6	10 Mon.	433	2,9					0,808	0,916	0,14	1,864
7	10 Mon.	992	7,26	—	0,238	—	0,47	0,71			
8	8 Mon.	771	5,86					2,188	0,754	0,36	3,302
9	1 Jahr	1078	9,16	0,918	0,318	0,956	0,705	2,87			
10	17 Mon.	830	7,26					0,64	1,43	0,64	2,71
11	15 Mon.	1025	9,16	0,067	0,339	1,000	0,906	2,31			
12	6 Mon.	1210	10,9	—	0,470	0,49	0,260	1,24			
13	10 Mon.	265	2,54	0,75	0,250	0,11	0,030	1,14			
14	9 Mon.	540	5,30					1,305			
15	3 Jahre	770	9,16	—	1,63	1,80					
16	5 Jahre	1518	18,15					7,33		5,70	13,03

Tabelle 21. Prozentuale Trometamol-Ausscheidung bei 16 Kindern

Laufende Nr.	Trometamol-Ausscheidung im Urin in % der zugeführten Menge								
	0–6 Std	6–12 Std	12–18 Std	18–24 Std	0–24 Std	24–48 Std	0–48 Std	48–72 Std	0–72 Std
1	5,2	15,2	6,3	1,4	28,0				
2	19,1	19,2	17,4	8,9	64,6				
3	—	26,7	—	9,9	36,6				
4	—	20,0	3,0	3,7	26,7				
5					29,0	19,4	38,4	13,0	61,4
6					27,8	31,6	59,4	4,8	64,2
7	—	3,4	—	6,4	9,8				
8					37,4	12,8	50,2	6,2	56,4
9	10,1	3,4	10,4	7,4	31,3				
10					8,8	19,6	28,4	8,8	37,4
11	0,74	3,71	10,95	9,9	25,3				
12	—	4,3	4,5	2,6	11,4				
13	29,2	9,9	4,5	1,3	44,9				
14					24,7				
15	—	17,8	19,6						
16					40,3			31,3	71,6
$\bar{x}$	12,81	12,36	9,55	5,71		20,90	49,00	12,80	58,20
± S. D.	11,50	8,70	6,33	3,27		7,83	14,70	10,80	12,80

Von besonderem Interesse ist die Frage, ob Trometamol auch *von der unreifen Niere toleriert* und eliminiert werden kann oder ob es zu erkennbaren *Tubulusschäden* führt. Vom klinischen Standpunkt können wir diese Frage ohne weiteres aufgrund unserer Erfahrungen bejahen. Bei intakter Nierenfunktion lagen bei 13 Patienten die Harnstoffwerte im Serum nach 21,9 $\pm$ 10,1 ml/kg 0,3 M THAM (pH 8,6) im Normbereich mit einem Mittelwert von 25,3 mg/100 ml $\pm$ 10,4 mg/100 ml.

In 25 von 27 mikroskopisch überprüften Obduktionsfällen[11] fanden sich unterschiedlich stark ausgeprägte tubuläre Veränderungen im Sinne der sogenannten osmotischen Nephrose. Diese Veränderungen sind jedoch nicht substanzspezifisch, sondern volumen- beziehungsweise dosisabhängig.

Auch die von BRINKMAN u. Mitarb. (1961) beschriebene hydropische Schwellung der Tubulusepithelien ist in diesem Sinne zu deuten.

Das Auftreten von *Krampfanfällen* bei Trometamol-behandelten Kindern in der postacidotischen Reparationsphase hat uns wiederholt überrascht. Es sind hier nur solche Fälle gemeint, bei denen andere Ursachen wie Hypocalcaemie, Hypoglykaemie, Encephalitis oder Hirnblutung sicher oder wahrscheinlich auszuschließen waren. Da diese Krämpfe meist auf Entwässerung mit Mannit besser ansprachen als auf Antikonvulsiva, möchten wir annehmen, daß sie durch ein Hirnödem und nicht durch die intracelluläre Trometamol-Cumulation im Gehirn bedingt waren. Aus klinischer Sicht läßt sich diese Frage jedoch nicht mit Sicherheit klären.

Bei insgesamt 18 Neugeborenen, 18 Enteritis-Kindern, 4 Meningitis-Patienten (Pat. 250, 272–274) und einem uraemischen Kind (Pat. 271) wurden im zeitlichen Zusammenhang mit der Trometamol-Gabe Krämpfe beobachtet. Bei 10 dieser 41 Kinder wurden Krämpfe vor und nach Behandlung, bei einem Kind nur vor Behandlung mit Trometamol beobachtet.

Bei 4 Neugeborenen bestand der Verdacht auf eine Hirnblutung, bei einem eine nachgewiesene Hirnblutung (Pat. 124). Alle diese Kinder sind gestorben. Bei 4 Kindern ergab sich ein durch Obduktion[12] gesichertes Vitium cordis (Pat. 119, 149, 255, 258). Zweimal (Pat. 132, 253) bestanden Zeichen einer geburtstraumatischen Schädigung, beide Kinder überlebten. Bei einem Kind, das starb (Pat. 93), lag eine Hypoglykaemie und ein Down-Syndrom vor. Es verbleiben 5 Kinder (Pat. 102, 115, 120, 127, 136), bei denen außer einem schweren Atemnotsyndrom und dadurch bedingter cerebraler Hypoxie keine Krampfursache erkannt werden konnte. Welche Rolle in allen diesen Fällen der zum Teil relativ hoch dosierten Trometamol-Behandlung zukommt, läßt sich nur schwer abschätzen.

Die 18 Enteritis-Kinder, bei denen Krämpfe auftraten, hatten in der Mehrzahl relativ hohe Gesamtdosen (12 $\times$ über 29 ml/kg entsprechend

---

[11] Siehe Fußnote S. 34
[12] Siehe Fußnote S. 34

1046 mg/kg oder 8,7 mMol/kg) erhalten. In den meisten Fällen bestand eine Hyperpyrexie, einmal eine fragliche Impf-Encephalitis (Pat. 244), einmal (Pat. 275) zusätzlich eine Rachitis und fragliche Encephalitis, einmal (Pat. 298) eine Encephalitis und einmal durch Obduktion[13] nachgewiesene Subduralblutungen (Pat. 212). Unter den Enteritis-Kindern mit Krämpfen ohne sonstige Belastung finden sich 5 der 9 gestorbenen Enteritis-Kinder.

Es ist zwar möglich, daß in den Fällen, in denen Krämpfe auftraten, durch die Grundkrankheit oder die Schwere oder Länge der Acidose cerebrale Alterationen aufgetreten waren. Es läßt sich andererseits aber nicht ausschließen, daß den relativ hohen Trometamol-Dosen zumindest eine krampffördernde Rolle zukommt. Es sollten daher generell Mengen über 25 ml/kg 0,3 M THAM (= 902,5 mg/kg = 7,5 mMol/kg) nur ausnahmsweise bei guter Diurese gegeben werden und bei bestehender Krampfbereitschaft oder Vorschädigung des Gehirns noch geringere Mengen verwendet werden.

Die augenfälligste Nebenerscheinung der Trometamol-Gabe, die *lokale Gewebsnekrose* am Ort der Infusion, haben wir bei ausschließlicher Verwendung von 0,3 M Trometamol + 0,1 M Acetat, mit einem pH von 8,6 unter den ausgewerteten Fällen zweimal und 1968 ebenfalls zweimal beobachtet. In allen Fällen war die Infusion entweder paravenös gelaufen oder der venöse Abfluß war durch schlechte Kreislaufverhältnisse oder Stauung behindert. Letzteres konnten wir bei einem Neugeborenen beobachten, bei dem die ganze Infusionsmenge im Hand- und Unterarmbereich liegen geblieben war, weil der Abfluß durch einen festen Pflasterstreifen, der den Arm auf einer Schiene befestigen sollte, behindert war. Hand und Unterarm waren monströs angeschwollen, und wir befürchten eine Nekrose der gesamten Bezirke. Wenige Stunden später waren Hand und Arm allein durch Hochlagerung angeschwollen ohne die geringsten Anzeichen einer Gewebsschädigung oder Nekrose. Leider konnte der Befund nicht im Bild festgehalten werden.

6. Regressions- und Faktorenanalysen *

Für 26 Patienten – 23 Enteritis-Kinder (20 Säuglinge, 3 Kleinkinder), 2 asphyktische Neugeborene, 1 diabetische Acidose – (Tab. 27), nämlich diejenigen mit den Nummern 277–284, 287–297, 310–312 und 316–319, wur-

---

[13] Siehe Fußnote S. 34

* Die statistische Ausarbeitung hat dankenswerterweise Herr Priv.-Doz. Dr. FINK, Abteilung f. Med. Dokumentation und Statistik d. Farbenfabriken Bayer AG Leverkusen durchgeführt.

Tabelle 22. Astrup-Werte und Trometamol-Dosis bei 26 Kindern, für die
Regressions- und Faktorenanalysen durchgeführt wurden

		$\bar{x}$	S.D.
THAM ml		140,6[+])	74,3
Körpergewicht in kg		6,479[+])	2,797
pH	*vor* THAM	7,203	0,094
	nach THAM	7,382	0,080
ΔpH		+0,179	0,096
pCO_2	*vor* THAM	31,62	16,35
	nach THAM	34,62	8,76
ΔpCO_2		+3,00	14,29
Stand.-Bic.	*vor* THAM	13,32	2,18
	nach THAM	21,23	3,81
ΔStand.-Bic.		+7,91	4,10
BE	*vor* THAM	−15,74	4,21
	nach THAM	−3,82	5,15
ΔBE		+11,93	5,78

[+]) 21,8 ml/kg

den 7 multiple, nicht-lineare Regressionsanalysen durchgeführt und die ver-
kürzten Polynome an der Stelle, an welcher die erwartungstreue Reststandardabweichung ihr Minimum durchläuft, tabelliert. Diese Rechnun-
gen erfolgten auf einer IBM 360/44. Weiterhin wurden 5 Faktorenanalysen
für eine verkürzte Korrelationsmatrix auf einer IBM 360/65 durchgeführt.

Die Ergebnisse der Regressionsanalysen wurden graphisch als Kurven-
scharen dargestellt. Da der Korrelationskoeffizient zwischen Dosis und
Gewicht 0,60 beträgt, d. h. in gewissem Ausmaß nach Körpergewicht dosiert wurde, durften die Kurven nur in Teilstücken gezeichnet werden.

Die Werte des Säure-Basen-Haushaltes (Tab. 22) entsprachen erwartungsgemäß denen, die für die Enteritis-Kinder (s. S. 30 ff) gemessen
wurden.

I. Regressionsanalysen

Die Modellgleichung der Regressionsbeziehung, auf ihre kanonische
Form gebracht, ist

$$E(\Delta \,|\varphi, d, d^2, \text{kg}, \text{kg}^2, d\text{g}) = a + b_1\varphi$$
$$+ b_2 d$$
$$+ b_3 d^2$$
$$+ b_4 \text{kg}$$
$$+ b_5 \text{kg}^2$$
$$+ b_6 d\text{kg} \qquad \text{(I)}$$

wobei bedeutet

E = Erwartungswert aufgrund der Regressionsbeziehung
Δ = Differenz zum Ausgangswert
$|$ = in Abhängigkeit von
φ = Ausgangswert
d = Dosis in ml
kg = Körpergewicht in kg
b_i = Schätzwert der partiellen Regressionskoeffizienten
i = 1, . . ., 6

Hierfür wurden weiterhin angegeben

B = das multiple Bestimmtheitsmaß für (I) oder dessen verkürzte Form;
es ist der durch (I) oder dessen Form erklärte Varianzanteil
s_R = die erwartungstreue Reststandardabweichung, welche nach dem
Abzug der Einflüsse von I oder deren reduzierter Form verbleibt.

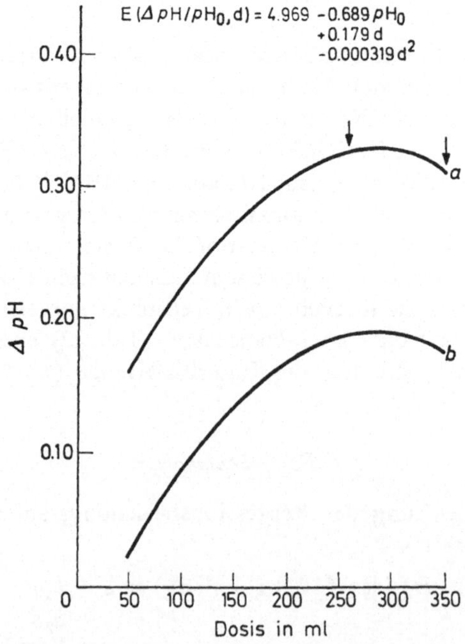

Abb. 14. pH-Veränderung (ΔpH) in Abhängigkeit von der pehanorm-K-Dosis in ml und vom arteriellen Ausgangs-pH (a = pH 7,10, b = pH 7,30; für die Kurve a liegen im Bereich zwischen den beiden Pfeilen *keine* Meßwerte vor)

1.1 pH

Das analysierte, verkürzte Regressionspolynom ist (Abb. 14):

$$E(\Delta\,\text{pH}\,|\,\text{pH}_0, d) = 4{,}969 - 0{,}689\ \text{pH}_0 + 0{,}0018\ d - 0{,}00000319\ d^2 \qquad \text{(II)}$$

mit

$$B = 68{,}8\%\ s_R = \pm 0{,}057.$$

Die Differenz zum Ausgangswert nimmt mit der Dosis bis zum Grenzwert von 300 ml zu. Je niedriger der Ausgangswert, um so geringer ist die erforderliche Dosis um einen bestimmten pH-Anstieg zu erreichen. Bei höherem Ausgangswert ist für einen gleich hohen Anstieg eine höhere Dosis notwendig. Größe des Körpergewichts im Prüfbereich ohne Einfluß.

1.2 pCO₂

Das analysierte, verkürzte Regressionspolynom ist (Abb. 15):

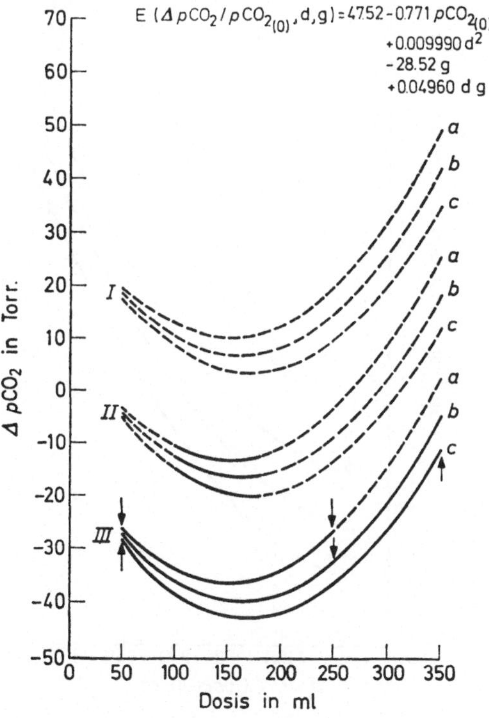

Abb. 15. pCO₂-Veränderungen in Abhängigkeit von der Dosis pehanorm K in ml, vom Ausgangswert des arteriellen pCO₂ (I: 20 mmHg; II: 50 mmHg; III: 80 mmHg) und vom Körpergewicht (a) 3 kg, b) 7 kg, c) 11 kg). Meßwerte liegen nur für die durchgezogenen Kurven, bzw. im Bereich zwischen zwei ↓↓ vor

$$E(\Delta\,pCO_2 \mid pCO_{2(0)},\, d,\, kg) = 47{,}523 - 0{,}771\,pCO_{2(0)}$$
$$- 0{,}2852\,d \qquad\qquad \text{(III)}$$
$$+ 0{,}0009990\,d^2$$
$$- 0{,}004960\,d\,kg$$

mit

$$B = 88{,}0\% \qquad s_R = \pm 5{,}406.$$

Im Durchschnitt resultierte eine Erhöhung gegenüber dem Ausgangswert. Bei einem Ausgangswert über 80,0 kommt es jedoch generell, bei einem Ausgangswert über 50,0 bisweilen zur Erniedrigung. Die wirksame Dosis beginnt erst bei 150 ml. Je höher das Körpergewicht, um so geringer die Erhöhung, d. h. um so größer die zu einer Erhöhung erforderliche Dosis. Die Wechselwirkung zwischen Dosis und Gewicht ist nicht signifikant, aber einbezogen.

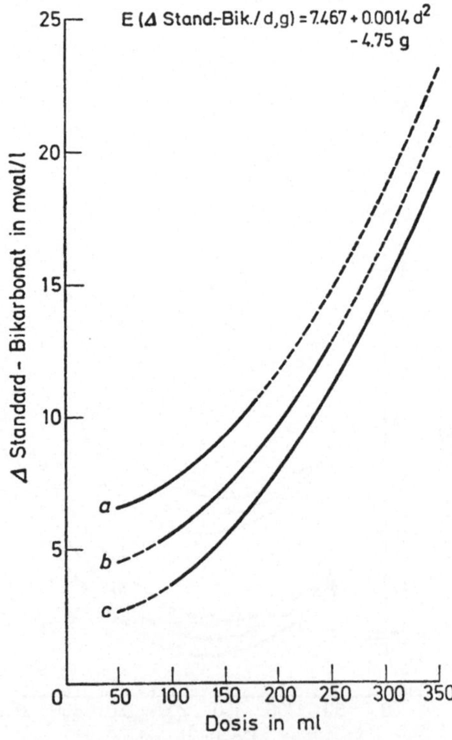

Abb. 16. Veränderungen des Standard-Bicarbonat in Abhängigkeit von der Dosis pehanorm K (Δ-Standard-Bicarbonat) in ml und vom Körpergewicht (a = 3 kg, b = 7 kg, c) = 11 kg). Meßwerte liegen nur für die durchgezogenen Kurvenbereiche vor

1.3 Standard-Bicarbonat

Das analysierte, verkürzte Regressionspolynom ist (Abb. 16):

$$E(\varDelta \text{ Stand.-Bic. } d, \text{kg}) = 7{,}467 + 0{,}0001404\, d^2 \qquad \text{(IV)}$$
$$- 0{,}4749 \text{ kg}$$

mit

$$B = 66{,}0\% \qquad s_R = \pm 2{,}493.$$

Erhöhung der Differenz zum Ausgangswert mit steigender Dosis und niedrigerem Körpergewicht. Keine Abhängigkeit vom Ausgangswert!

1.4 Basen-Überschuß

Das analysierte, verkürzte Regressionspolynom ist (Abb. 17):

$$E(\varDelta \text{BE} \mid \text{BE}_0, d, \text{kg}) = 1{,}069 - 0{,}3043\, \text{BE}_0$$
$$+ 0{,}0645\, d \qquad \text{(V)}$$
$$- 0{,}4623 \text{ kg}$$

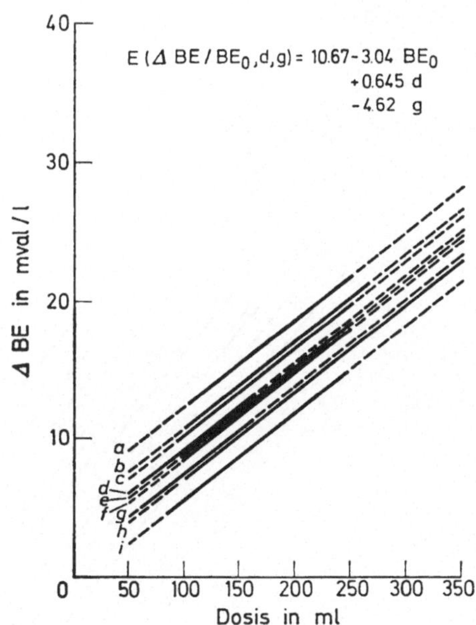

Abb. 17. Veränderungen des Basen-Überschuß (BE) in Abhängigkeit von der Dosis pehanorm K in ml, vom Ausgangswert und vom Körpergewicht:

    a = BE −20 bei 3 kg   b = BE −15 bei 3 kg
    c = BE −20 bei 7 kg   d = BE −10 bei 3 kg
    e = BE −15 bei 7 kg   f = BE −20 bei 11 kg
    g = BE −10 bei 7 kg   h = BE −15 bei 11 kg
    i = BE −20 bei 11 kg

(Meßwerte liegen nur für die durchgezogenen Kurvenbereiche vor)

mit

$$B = 68{,}9\% \qquad s_R = \pm 3{,}436$$

Der Ausgangswert (meist negativ) wird erhöht. Das Ausmaß dieser
Erhöhung geht mit der Dosis und gegen das Körpergewicht. Der Einfluß
des Körpergewichtes ist nicht signifikant, aber einbezogen.

1.5 Serum-Natrium

Das analysierte, verkürzte Regressionspolynom ist (Abb. 18):

$$E(\Delta \mathrm{Na} \mid \mathrm{Na_0},\, d,\, \mathrm{kg}) = 22{,}719 - 0{,}162\,\mathrm{Na_0}$$
$$- 0{,}050\,d \qquad\qquad (\mathrm{VI})$$
$$+ 0{,}6914\,\mathrm{kg}$$

mit

$$B = 35{,}7\% \qquad s_R = \pm 4{,}870$$

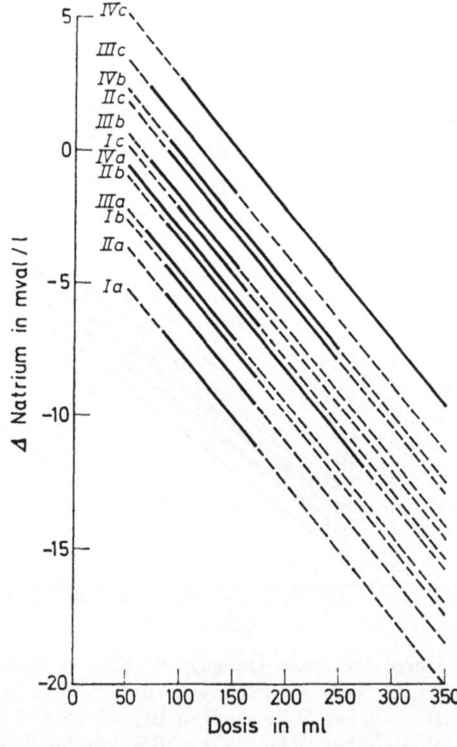

Abb. 18. Veränderungen des Serum-Natrium (Δ Natrium) in Abhängigkeit von
der Dosis pehanorm K in ml, vom Ausgangswert (I 170, II 160, III 150, IV
140 mval/l) und vom Körpergewicht (a = 3 kg, b = 7 kg, c = 11 kg). Meßwerte liegen nur für die durchgezogenen Kurvenbereiche vor

Die Regressionsbeziehung beschreibt nur 36% der Varianz; sie ist eben signifikant. Nicht signifikant, aber einbezogen ist der Einfluß des Ausgangswertes und des Körpergewichtes.

Im Durchschnitt resultiert eine Erniedrigung gegenüber dem Ausgangswert; diese geht mit der Dosis.

Der fragliche Einfluß des Körpergewichtes geht dahin, daß bei hohem Körpergewicht die Erniedrigung gegenüber dem Ausgangswert geringer wird. Der fragliche Einfluß des Ausgangswertes geht dahin, daß dieser sich nur bei hohen Ausgangswerten auswirkt.

1.6 Serum-Kalium

Das analysierte, verkürzte Regressionspolynom ist (Abb. 19):

$$E(\Delta K \mid K_0, \text{kg}) = -0,581 - 0,1805\, K_0$$
$$+ 0,5637\, \text{kg} \qquad\qquad \text{(VII)}$$
$$- 0,047100\, \text{kg}$$

mit

$$B = 29,9\% \qquad s_R = \pm 0,687$$

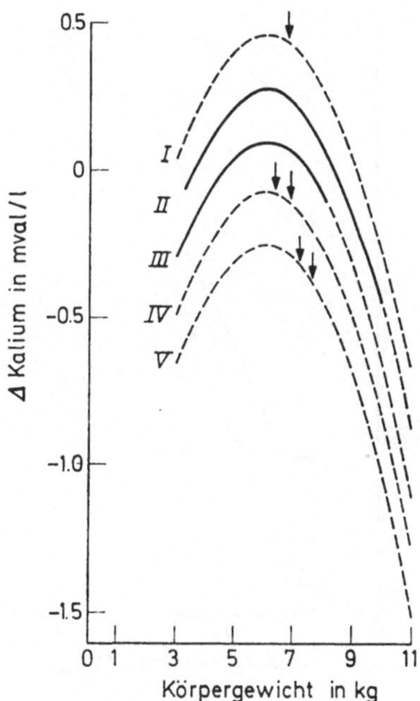

Abb. 19. Veränderungen des Serum-Kalium (Δ Kalium) in Abhängigkeit vom Körpergewicht und vom Ausgangswert (I 3,5, II 4,5, III 5,5, IV 6,5, V 7,5 mval/l). Meßwerte liegen nur für die durchgezogenen Kurvenbereiche vor

Keine signifikante Dosisabhängigkeit der Wirkung. Der Einfluß des Ausgangswertes ist fraglich. Bei niedrigem Ausgangswert resultiert eine Erhöhung, bei hohem Ausgangswert eine Erniedrigung. Der Gewichtseinfluß allein ist uninteressant.

Beschrieben werden nur 30% der Varianz.

1.7 Serum-Calcium

Das analysierte, verkürzte Regressionspolynom ist (Abb. 20):

$$E(\Delta\text{Ca} \mid d, \text{kg}) = 0{,}421 - 0{,}0110\,d$$
$$- 0{,}006828\,\text{kg}^2 \qquad\qquad \text{(VIII)}$$
$$+ 0{,}0009343\,d\,\text{kg}$$

mit

$$B = 26{,}4\% \qquad s_R = \pm 0{,}406$$

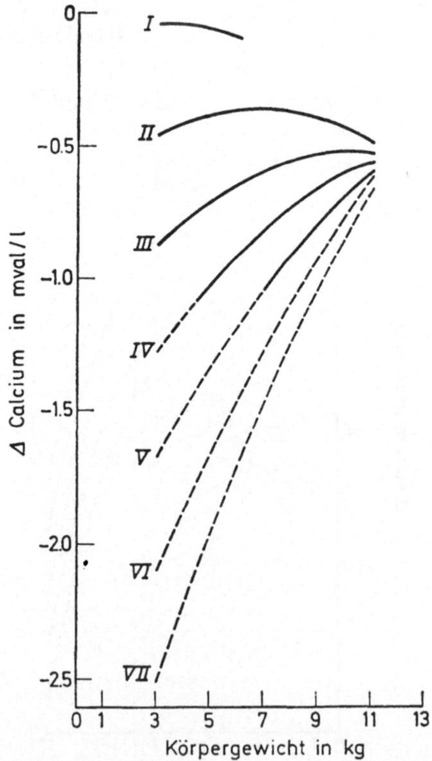

Abb. 20. Veränderungen des Serum-Calcium (Δ Ca) in Abhängigkeit vom Körpergewicht und von der Dosis pehanorm K in ml (I = 50, II = 100, III = 150, IV = 200, V = 250, VI = 300, VII = 350 ml). Meßwerte liegen nur für die durchgezogenen Kurvenbereiche vor

2. Faktorenanalyse

Diese wurden auf die Differenzen der Laborwerte zum Ausgangswert einerseits sowie auf Dosis und Körpergewicht andererseits beschränkt. Im Gegensatz zu der Regressionsanalyse, die jede Zielgröße für sich alleine betrachtet, also so tut, als ob keine Wechselwirkungen zwischen den Zielgrößen bestünden, bringt die Faktorenanalyse eine Zusammenschau. Sie will ergründen, was im Organismus vorgeht, worüber man ja durch Messung der Laborwerte eine Teilinformation besitzt. Allerdings muß betont werden, daß die mathematischen Grundlagen der Faktoren nicht eindeutig sind, daß eine Reihe wichtiger statistischer Schätz- und Prüfverfahren nicht entwickelt sind und daß die analysierten Faktoren nicht unbedingt interpretierbar sein müssen.

Beschrieben werden nur 26% der Varianz. Keine Abhängigkeit vom Ausgangswert. Der Einfluß des Gewichts ist fraglich.

Im Durchschnitt resultiert eine Abnahme gegenüber dem Ausgangswert. Diese erhöht sich dosisabhängig. Diese Dosisabhängigkeit der Wirkung verschwindet bei hohem Körpergewicht. Sie setzt bei etwa 100 ml ein.

Man geht bei Faktorenanalysen in der Regel von der Matrix der Korrelationskoeffizienten aus. Dann gilt

$$r_{ij} = a_{i_1}a_{j_1} + a_{i_2}a_{j_2} + \cdots + \varepsilon_i\varepsilon_j, \tag{IX}$$

wobei bedeuten

r = die Korrelationskoeffizienten

i, j = die Variablen ($i, j = 1, 2 \ldots 9$)

a = die Ladungen, d. h. die Korrelationskoeffizienten zwischen den Variablen und den Faktoren

ε = die Eigenfaktoren

2.1 Zahl der zu extrahierenden Faktoren

Als untere Grenze gilt die Zahl der Eigenwerte über 1,0. Dies sind 3. Als obere Grenze gilt $m/2$, wenn m die Zahl der Variablen ist. Dies ergibt 4. Der SCREE-Test führt auf 3 Faktoren. Die Eigenwerte des eventuellen 4. Faktors und des 5. Faktors sind dem Betrag nach fast gleich groß. Daher sollten nicht mehr als 3 Faktoren extrahiert werden. Damit beträgt die Gesamtkommunalität 0,78, was bedeutet, daß die Gesamtvarianz durch Extraktion von 3 Faktoren zu 70% erklärt ist.

2.2 Ergebnis der Faktorenanalyse

1. Faktor: Hauptbehandlungseffekt

pH, Stand.-Bicarbonat und BE werden erhöht, die Serumelektrolyte gesenkt. Dieser Behandlungseffekt ist stark dosisabhängig, hängt aber nur wenig oder nicht mit dem Aufnahmegewicht zusammen.

2. Faktor: Behandlungsnebeneffekt

Vor allem pCO_2, aber auch Stand.-Bicarbonat und BE werden erhöht, das pH aber gesenkt, wenn bei hohem Aufnahmegewicht hoch dosiert wird und umgekehrt. Bei niederem Gewicht besteht durch niedrige Dosis geringer pH-Anstieg. Bei hohem Gewicht ist durch hohe Dosis kein Anstieg, sogar ein Abfall des pH möglich.

3. Faktor: Serumelektrolytverschiebung

Anstieg des Serum-K geht mit Senkung des Serum-Na und Serum-Ca einher; dieser Anstieg wird dosisabhängig beeinflußt, hängt aber nur wenig oder nicht mit dem Aufnahmegewicht zusammen.

7. Zusammenfassung der eigenen Untersuchungen

1. Mit der langsamen intravenösen Tropfinfusion (0,1–0,5 ml/min) von 0,3 mol Trometamol + 0,1 mol Acetat in einer Menge von: ml = negativer BE × kg Körpergewicht × 2 gelang es bei der Mehrzahl von 146 meist unreifen, atemgestörten Neugeborenen nicht, die Acidose befriedigend zu korrigieren.

Eine Verbesserung der Mortalität war durch raschere Infusion (1 ml/min) bei gleichzeitig intensivierter Pharmako- und Flüssigkeitstherapie zu erzielen.

Bei einem mittleren aktuellen arteriellen pH-Wert von $7,087 \pm 0,120$ konnte bei 99 meist unreifen Neugeborenen eine mittlere pH-Erhöhung um $0,095 \pm 0,148$ erreicht werden. Der Grad der pH-Erhöhung wurde hier weniger vom Ausgangs-pH oder der Trometamol-Menge als vielmehr vom Reifegrad der Kinder beeinflußt. Bei 36 überlebenden Kindern gelang bei relativ höherem Ausgangs-pH $(7,130 \pm 0,100)$ mit niedrigeren Trometamol-Mengen (18,583 ml/kg) eine stärkere pH-Anhebung um $0,166 \pm 0,112$.

Die durchschnittlich deutlich erhöhten pCO_2-Werte $(64,07 \pm 23,51$ Torr) sanken unter Trometamol bei 97 Kindern im Mittel ab $(-10,68 \pm 21,79$ Torr). Bei 32 überlebenden Kindern war der Abfall mit $-3,26 \pm 18,09$ Torr geringer bei niedrigerem Ausgangswert $(59,27 \pm 17,48$ Torr). Die starke Streuung erklärt sich durch das sehr divergierende Verhalten der pCO_2-Werte, die zum Teil anstiegen, zum Teil abfielen.

Das Standard-Bicarbonat stieg erwartungsgemäß von $14,54 \pm 2,79$ mval/l auf $18,62 \pm 5,34$ mval/l bei 98 Kindern, was einem mittleren Anstieg um $+4,02 \pm 5,49$ mval/l entspricht.

Bei 31 überlebenden Kindern war der Anstieg trotz höherer Ausgangswerte $(15,21 \pm 2,39$ mval/l) mit $+6,94 \pm 3,87$ mval/l noch deutlicher.

Der Basen-Überschuß lag bei 99 Kindern nach Trometamol-Gabe noch bei —8,18 ± 6,96 mval/l bei einem mittleren Anstieg von nur +4,78 ± 7,45 mval/l.

Bei 32 überlebenden Kindern konnte dagegen mit 18,58 ± 7,48 ml/kg 0,3 mol Trometamol eine Erhöhung des BE um 8,06 ± 4,51 mval/l auf —3,73 ± 3,28 mval/l erreicht werden.

2. Relativ rasche intravenöse Infusionen (2 ml/min) von 0,3 mol Trometamol + 0,1 mol Acetat führten bei der Mehrzahl von 125 Säuglingen und Kleinkindern mit toxischer Gastro-Enteritis zu promptem und ausreichendem Acidoseausgleich.

Bei 115 Kindern mit toxischer Gastro-Enteritis konnte mit 20,96 ± 9,98 ml/kg 0,3 mol Trometamol + 0,1 mol Acetat eine Erhöhung des aktuellen arteriellen pH um 0,182 ± 0,101 auf 7,371 ± 0,079 erzielt werden.

Die pCO_2-Werte wurden bei diesen Kindern um +4,85 ± 9,30 Torr auf 36,16 ± 8,99 Torr erhöht, das Standard-Bicarbonat um +8,69 ± 4,92 mval/l auf 21,97 ± 5,26 mval/l. Der Basen-Überschuß stieg um +10,07 ± 4,34 auf —5,53 ± 4,51 mval/l.

3. Bei einer kleinen Zahl von Patienten mit akuten respiratorischen Acidosen jenseits des Neugeborenenalters gelang mit Trometamol kein befriedigender Acidoseausgleich und keine Verbesserung der Prognose.

4. Acidosen bei 14 Säuglingen mit komplexen congenitalen Vitien sprachen z. T. auf Trometamol gut an, neigten aber zum Rezidiv.

5. Bei 8 Kindern mit diabetischen Acidosen ließen sich durch Trometamol die Correktur beschleunigen und der Insulin-Bedarf senken.

6. Renale Acidosen ohne Ausscheidungsinsuffizienz bei 8 Kindern konnten mit Trometamol gut aber nicht dauerhaft beeinflußt werden. Bei üblicher Dosierung kam es zu keiner nennenswerten Rest-N-Steigerung.

7. Acidosen bei akuten Erkrankungen des Zentralnervensystems ließen sich in Einzelfällen durch Trometamol beheben. Die Prognose des Einzelfalles wurde hierdurch jedoch nicht verbessert.

8. Bei Verbrennungs-Acidosen wird nach den eingangs geschilderten Erfahrungen (s. S. 20) Trometamol auch weiterhin von der Kinderchirurgischen Klinik (Chefarzt: Prof. Dr. D. HELBIG) unseres Krankenhauses mit gutem Erfolg verwendet.

9. Die in der Literatur beschriebenen günstigen Effekte der Zugabe von Trometamol zu ACD-Blutkonserven für Austauschtransfusionen bei gefährdeten Neugeborenen, konnten wir bestätigen.

10. Trometamol-Infusionen in einer Menge von 23,24 ± 10,33 ml/kg führten bei einer Infusionsgeschwindigkeit von 1–2 ml/min (= 36,1–72,2 mg/min = 0,3–0,6 mMol/min) zu einem dosisabhängigen, geringen Abfall der Natrium-Konzentration und zu einem nicht signifikant dosisabhängigen Abfall der Kalium-Konzentration im Serum. Das Serum-Calcium sank dosisabhängig deutlich ab. Die Hypocalciaemie-Neigung bei vermehrter

Calcium-Ausscheidung ist nicht Trometamol-, sondern acidosebedingt. Phosphor- und Ammoniak-Ausscheidung lagen im Normbereich und zeigten nicht die bei unbehandelter Acidose zu erwartenden erhöhten, bzw. erniedrigten Werte. Eine diuretische Wirksamkeit war unter klinischen Bedingungen nicht nachweisbar. Natrium-, Kalium- und Calcium-Ausscheidung im Urin lagen relativ hoch, aber nur für Calcium höher als bei nichtbehandelten Vergleichskindern. Hämoglobin- und Hämatokritwert sanken ab, ohne daß der Abfall wesentlich über einen Verdünnungseffekt hinausging.

11. Trometamol führte zu einem deutlichen, vom Grad der Acidose unabhängigen, Abfall der Blutzuckerwerte um mehr als $^1/_3$ unter die Ausgangswerte. Eine vorhandene Hypoglykaemie-Neigung, besonders bei Neugeborenen, wurde in Einzelfällen deutlich verstärkt. Jeder Trometamol-Infusion wurde daher Glucose zugesetzt und anschließend wurden glucosehaltige Lösungen infundiert.

Die Glucosurie unter Trometamol-Behandlung war bei Neugeborenen unbedeutend.

12. Die renale Elimination von intravenös infundiertem Trometamol verlief bei acidotischen, exsiccierten Kindern protrahiert, so daß in 24 Std weniger als ein Drittel und in 72 Std weniger als zwei Drittel der infundierten Menge ausgeschieden wurden. Bei wiederholter Gabe muß daher mit einer Cumulation gerechnet werden.

13. Infusionen von 1–2 ml/min 0,3 M Trometamol + 0,1 M Acetat führten auch bei atemgestörten Früh- und Neugeborenen zu keiner Atemdepression.

14. Erhöhungen der Harnstoff-Konzentration im Blut wurden bei intakter Nierenfunktion nicht beobachtet.

15. Nach Mengen über 900 mg/kg Trometamol wurden häufiger Krampfanfälle beobachtet als nach niedrigeren Dosen. Dem Trometamol kann zumindest eine mitverursachende Rolle beim Auftreten von Krampfanfällen nicht abgesprochen werden. Hohe Dosen und eine mögliche Vorschädigung des Gehirns erfordern daher eine besondere Vorsicht bei der Trometamol-Anwendung.

16. Die lokale Verträglichkeit der mit 0,1 M Acetat auf pH 8,6 eingestellten 0,3 M THAM-Lösung war gut. Gewebsnekrosen wurden bei regelrechter Infusion extrem selten gesehen.

17. Für 26 Patienten, für die neben den Meßwerten des Säure-Basen-Haushaltes auch Elektrolyt-Werte vor und nach Trometamol-Gabe vorlagen, wurden 7 multiple, nicht-lineare Regressionsanalysen durchgeführt. Weiterhin wurden 5 Faktorenanalysen für eine verkürzte Korrelationsmatrix vorgenommen.

Die Faktorenanalyse ergab folgende Deutungsmöglichkeit:

a) Hauptbehandlungseffekt: pH, Standard-Bicarbonat und Basen-

Überdruck werden erhöht, die Serumelektrolyte gesenkt. Dieser Behandlungseffekt ist stark dosisabhängig.

b) Wenn bei hohem Körpergewicht hoch dosiert werden muß, steigt der pH nicht oder fällt sogar ab, während pCO_2, Standard-Bicarbonat und Basen-Überschuß erhöht werden.

c) Serumelektrolytverschiebungen: Mit gleichzeitiger Senkung des Serum-Natrium und -Kalium geht ein Anstieg des Serum Calcium einher. Dieser Anstieg wird dosisabhängig beeinflußt.

D. Diskussion

1. Diskussion der eigenen Ergebnisse

Mit den vorliegenden Untersuchungen konnte die experimentell (s. Abschnitt A) und klinisch (s. Abschnitt B) nachgewiesene antiacidotische Wirkung von Trometamol im therapeutischen Bereich bei Säuglingen und Kleinkindern mit metabolischen und gemischt metabolisch-respiratorischen Acidosen statistisch gesichert werden.

Bei vorwiegend respiratorischen Acidosen atemgestörter Neugeborener war keine grundlegende Verbesserung der Mortalität möglich. Diese Ergebnisse stehen im Widerspruch zu den zum Teil recht enthusiastischen Erfolgsberichten sowohl mit Trometamol (s. S. 14–15) als auch mit Natrium-Bicarbonat (s. S. 78–79). Bei kritischer Würdigung der Erfolgsberichte wird jedoch klar, daß es sich in den meisten Fällen um keine echten Vergleichsserien mit nur einer Variablen, nämlich der Puffergabe handelte. Auch sind die Beobachtungszahlen zum Teil sehr klein oder die ausgewerteten Daten erlauben keine objektive Erfolgsbeurteilung.

Aktueller arterieller pH, Standard-Bicarbonat und Basen-Überschuß wurden durch vergleichbare Trometamol-Mengen bei Kindern mit toxischer Gastro-Enteritis stärker erhöht als bei atemgestörten Neugeborenen. Divergierend verhielten sich die pCO_2-Werte, die bei atemgestörten Neugeborenen mit erhöhten Ausgangswerten in der Mehrzahl abfielen. Bei den Enteritis-Kindern stiegen dagegen die initial tief normalen pCO_2-Werte in der Regel auf Normal-Werte an.

Lediglich SINCLAIR u. Mitarb. (1968) untersuchten in einem kontrollierten Versuch die Wirksamkeit von Natriumbicarbonat bei 20 atemgestörten Frühgeborenen. Es zeigte sich dabei, daß Sauerstoffzufuhr und Hypoxie-Behandlung wirksamer waren als der Acidoseausgleich.

Die rasche Wirksamkeit von Trometamol bei der toxischen Gastro-Enteritis mit Acidose konnte durch unsere Untersuchungen eindeutig belegt werden. Vergleichbare Untersuchungen mit Natriumbicarbonat wurden bisher kaum durchgeführt. Ein Vergleich mit den ebenfalls mit Trometamol behandelten 70 Patienten von NEIMANN u. Mitarb. (1966) beziehungsweise den 200 von RUMLER und SITKA (1968) zeigte in unserer Untersuchungsreihe von 135 Patienten eine niedrigere Mortalität als in den beiden Untersuchungsreihen, bei denen detaillierte Angaben über den Säure-Basen-Haushalt vor und nach Trometamol-Gabe fehlen.

Unsere Erfahrungen mit Trometamol bei Vitien, diabetischen, renalen und respiratorischen Acidosen sowie bei Acidosen im Rahmen zentralnervöser Erkrankungen haben lediglich kasuistische Bedeutung, da die Zahlen zu klein sind und das Krankengut zu inhomogen ist. Vergleichbare, mit unseren Ergebnissen übereinstimmende Untersuchungen existieren für diabetische Acidosen (KRESS, 1963; NESSLER, 1969).

Bei renalen Acidosen stimmen unsere Erfahrungen mit den Ergebnissen von QUELLHORST u. Mitarb. (1966) überein, die selbst bei Niereninsuffizienz eine Wirksamkeit von Trometamol ohne Nebenerscheinungen beobachteten.

Die im Tierversuch beschriebene diuretische Wirkung von Trometamol (s. S. 8) konnten wir bei therapeutischer Dosierung beim Kind nicht bestätigen. Dies war aber aufgrund der niedrigeren Konzentration, Dosierung und Infusionsgeschwindigkeit auch nicht zu erwarten. Im Elektrolythaushalt kam es, ebenfalls im Widerspruch zum Tierversuch (s. S. 8), nur zu geringfügigen Verschiebungen, bei denen die Verminderung der Serum-Natrium-Konzentration bei verstärkter Natriurese im Vordergrund stand. Die Blutzuckerwerte zeigten dagegen, ebenso wie von LOEB u. Mitarb. (1966) beobachtet, einen dosisabhängigen Abfall, der nicht wie NAHAS, DOS und LIGOU (1960) beim Tier fanden, von der Ausgangs-Acidose abhängig ist. Die Glucosurie war dabei unbedeutend.

Die Ausscheidung therapeutischer Trometamol-Mengen verläuft beim Kind nach unseren Untersuchungen sehr viel protrahierter als im Tierexperiment (s. S. 7). Verwertbare Vergleichsuntersuchungen beim Menschen liegen bisher nicht vor. Mit einer Cumulation bei wiederholter Gabe muß zunächst während drei Tagen gerechnet werden.

Nebenerscheinungen der Trometamol-Behandlung waren bei Einhaltung der Dosis-, Konzentrations- und Infusionsgeschwindigkeitsgrenzen ausgesprochen selten. Atemdepressionen und Hyperkaliaemien wurden nicht, lokale Gewebsschäden nur äußerst selten gesehen. Hierin stimmen wir mit anderen klinischen Beobachtungen überein.

Das Auftreten von Krampfanfällen bei Kindern, die mehr als 900mg/kg Trometamol erhielten, möchten wir zumindest teilweise auf die hohe Dosierung zurückführen, wenn auch vergleichbare Beobachtungen nur in Toxicitätsprüfungen beim Tier gemacht wurden (BEKEMEIER und RUMLER, 1966; ABBOTT).

Histologische Leberveränderungen, die auf die Trometamol-Behandlung zu beziehen wären, wurden bei 37 Obduktionen[14] nicht beschrieben. Die von GOLDENBERG u. Mitarb. (1968) beschriebenen Lebernekrosen sind offensichtlich durch die Infusion stark hypertoner Trometamol-Lösungen durch die Nabelvene bedingt und widersprechen unseren Beobachtun-

---

[14] Siehe Fußnote S. 34

gen nicht. Die von BRINKMAN u. Mitarb. (1961) bei Trometamol-behandelten Diabetikern und von THOMPSON u. Mitarb. (1965) nach Gabe toxischer Trometamol-Mengen beim Tier beobachteten Nierenveränderungen konnten auch in unserem Krankengut beobachtet werden, sind aber nicht substanzspezifisch.

2. Vergleich der Acidose-Behandlung mit Natriumbicarbonat und Trometamol

Bei Störungen des Säure-Basen-Haushaltes wird die Konstanterhaltung des pH-Wertes im Blut in erster Linie durch die Pufferkapazität des Bicarbonat-Kohlensäure-Systems im Extracellularraum gewährleistet. Dabei versucht der Organismus mit Hilfe der Lungen- und Nierentätigkeit das normale Verhältnis von etwa

$$24 \text{ mMol/l } HCO_3^- : 1{,}2 \text{ mMol/l } H_2CO_3 = 20 : 1$$

konstant zu erhalten. Dabei wird der pH-Wert in engen Grenzen gehalten. Sinkt aber die Bicarbonat-Konzentration ab, so steigt die H-Ionen-Konzentration und der pH-Wert fällt ab.

Die Behandlung insbesondere metabolischer Acidosen mit Natriumbicarbonat ist aufgrund der Möglichkeit einer routinemäßigen Überwachung des Säure-Basen-Haushaltes in den letzten Jahren und Jahrzehnten die Therapie der Wahl geworden.

Die von HARTMANN und SENN (1932) propagierte Lactat-Behandlung der metabolischen Acidose ist inzwischen wieder weitgehend verlassen worden, da sie keine Vorteile gegenüber der Bicarbonat-Behandlung zeigte (SCHWARTZ und WATERS, 1962).

Die Tatsache, daß bei großem Bicarbonat-Defizit entsprechend große Natriummengen mit zugeführt werden müssen und daß die Bicarbonat-Wirkung im Liquorraum unzureichend ist (POSNER und PLUM, 1967; HOLMDAHL u. Mitarb., 1961; NAHAS u. Mitarb., 1962) sowie die geringere intracelluläre Wirksamkeit von Bicarbonat und die unzureichende Wirkung bei respiratorischen Acidosen haben zur Suche nach besseren Puffersubstanzen geführt.

Das in diesem Zusammenhang untersuchte und geprüfte Trometamol ist im eigentlichen Sinn der Definition kein Puffer, sondern als schwache Base nur ein H-Ionen-Acceptor.

Während Bicarbonat-Zufuhr die Kohlensäurekonzentration unbeeinflußtläßt, kommt es durch Trometamol zu einer Verminderung derselben:

$$THAM + H_2CO_3 \leftrightarrows THAM - H^+ + HCO_3^-.$$

Damit kann in begrenztem Ausmaß die Kohlensäurespannung (pCO_2) im Blut unabhängig von der Lungenfunktion gesenkt werden. Von den vom gesunden Erwachsenen täglich gebildeten und durch die Lungen ausgeschiedenen CO_2-Mengen von etwa 20000 mMol wird jedoch durch 1 mMol Trometamol nur 1 mMol CO_2 (unabhängig von der Lungenfunktion) entfernt. Das bedeutet, daß mit einer Dosis von beispielsweise 250 ml 0,3 M Trometamol-Lösung (= 75 mMol) nur die relativ kleine Menge von 75 mMol CO_2 entfernt werden kann (BLEICH und SCHWARTZ, 1966). NAHAS (1966) hält dem entgegen, daß eine CO_2-Retention ohne pathologische Funktionsstörungen toleriert wird, wenn der pH-Wert normal gehalten wird, was mit Bicarbonat nicht gelingt. Dies hängt offenbar mit dem unterschiedlichen Verhalten der Liquor-pH-Werte zusammen.

Die Tatsache, daß Trometamol eine stärkere Base als Bicarbonat ist, besitzt nur geringe therapeutische Bedeutung, da im Körper lediglich Kohlensäure in so großen Mengen vorhanden ist, daß sie eine stärkere Base als Bicarbonat benötigt. Alle nicht flüchtigen Säuren (z. B. Milchsäure, β-Hydroxybuttersäure, Salzsäure), die während der metabolischen Acidose im Extracellulärraum entstehen, werden durch Bicarbonat, das ein ebenso starker H-Ionen-Acceptor mit niedrigem pK-Wert ist wie Trometamol, rasch titriert. Die kausale Behandlung der metabolischen Acidose besteht daher nicht in einer stöchiometrischen Titration fixer Säuren, sondern in einem Ausgleich des Bicarbonatmangels (BLEICH und SCHWARTZ, 1966).

Von 100 zugeführten mMol Trometamol reagieren nur 75 mit Kohlensäure unter Bicarbonat-Bildung, da bei pH 7,4 Trometamol nur zu maximal 75% dissoziiert. Auch durch die stärkste Base (z. B. NaOH) kann nicht mehr Bicarbonat bereit gestellt werden als durch Bicarbonat-Zufuhr selber.

Aus der Tatsache, daß sie sowohl bei gesunden als auch bei respiratorisch-acidotischen (asthmatischen) Erwachsenen einen konstanten H-Ionen-Gradienten zwischen Extracellulär- und Intracellulärraum fanden, schlossen BATTAGLIA u. Mitarb. (1965), daß eine intracelluläre Pufferung nicht notwendig sei.

GLEICHMANN u. Mitarb. (1965) stellten fest, daß es unter Trometamol in den Erythrocyten zu einem größeren, wenn auch später einsetzenden pH-Anstieg kommt, als unter Bicarbonat.

In kontrollierten Versuchen bei nephrektomierten Ratten mit der DMO-Technik (WADELL und BUTLER, 1959) konnten IRVINE und DOW (1965) nachweisen, daß äquimolare Natriumbicarbonat- und Lactatinfusionen bei Salzsäure-bedingter Acidose zu einer Normalisierung des extracellulären pH- und Bicarbonat-Gehaltes führen, ohne Beeinflussung des intracellulären pH-Wertes. Mit äquimolaren Trometamol-Mengen gelang es ihnen nicht, den extracellulären pH-Wert zu normalisieren. Vielmehr kam es hier zu einer Atemdepression und Hyperkaliaemie.

Swan u. Mitarb. (1955) konnten zeigen, daß bei nephrektomierten Hunden 75% von 20 mMol/kg $NaHCO_3$, als intravenöse Infusion zugeführt, im Extracellulärraum bleiben und später durch Milchsäure neutralisiert werden.

Bei 13 nicht acidotischen Erwachsenen fanden Singer u. Mitarb. (1955) durch rasche intravenöse Infusion von 2,4 mval/kg $NaHCO_3$ einen Anstieg der Natriumkonzentration im Serum um 8–10 mval/l. 60 min später hatten sich die Werte normalisiert, während die induzierte Alkalose noch länger bestehen blieb.

Bei 5 acidotischen Kindern mit Serum-Natrium-Konzentrationen von 125–156 mval/l lagen nach Acidoseausgleich mit Natriumbicarbonat die Natrium-Konzentrationen bei 140–154 mval/l (eigene Beobachtungen).

Bei respiratorisch-acidotischen Asthma-Patienten fanden Karetzky und Mithoefer (1967) nach $NaHCO_3$-Infusion eine sehr variable und nicht vorhersehbare Ausscheidungsgeschwindigkeit von Natrium und Bicarbonat mit dem Urin. Nach 14 Std waren 40–100% des zugeführten Natrium und nach 24 Std 60–90% des zugeführten Bicarbonat – errechnet aus der Differenz der Kationen (Na und K) und des Chlor im Urin – ausgeschieden worden.

Bei 8 Patienten mit einer renalen Acidose – 4 mal polyurisch, 4 mal anurisch – fanden Elkinton u. Mitarb. (1951) 29–108% des mit Bicarbonat zugeführten Natrium intracellulär retiniert. Aufgrund ihrer Befunde kommen sie zu dem Ergebnis, daß wegen der Unsicherheiten des Natriumaustausches – extra-intracellulär und der Natriumausscheidung – die Natriumbicarbonatbehandlung der Acidose bestenfalls „a matter of intelligent trial and error" sei.

Posner und Plum (1967) konnten zeigen, daß für den Bewußtseinszustand und die Hirnfunktion bei gestörtem Säure-Basen-Haushalt der pH-Wert im Liquor, der häufig keine direkte Beziehung zum pH des Blutes hat, ausschlaggebend ist. Unabhängig von der Schwere einer Acidose fanden sie bei normalem Liquor-pH keine Bewußtseinsstörung, die andererseits selbst bei einer Alkalose im Blut auftreten kann, wenn der Liquor-pH sauer ist. Dies ist besonders bei der Bicarbonat-Behandlung von Bedeutung, die nicht immer zu einer prompten Normalisierung des Liquor-pH führt.

Beim Atemnotsyndrom des Neugeborenen (RDS) wird die von Usher (1961) inaugurierte Acidosebehandlung mit Natriumbicarbonat heute von der Mehrzahl der pädiatrischen Kliniken durchgeführt (u. v. a. Hutchinson u. Mitarb., 1962; Usher, 1963; Kellner u. Mitarb., 1966; Keuth, 1967; Wenner und Braun, 1967; Roberts u. Mitarb., 1968; Sinclair u. Mitarb., 1968; Nishimura u. Mitarb., 1968; Russell und Cotton, 1968; Savignoni u. Mitarb., 1969).

Die Erfolge werden vornehmlich an der Herabsetzung der Mortalität gemessen. Dabei lassen sich jedoch die Ergebnisse verschiedener Kliniken in der Regel nicht miteinander vergleichen, da die Ausgangssituation der behandelten Kinder sehr unterschiedlich ist. Auch variieren oft die Gruppen der Bicarbonat-behandelten und der ohne Bicarbonat-behandelten Kinder in anderen Punkten, was einen exakten Vergleich nicht möglich macht. So erhielten Kontrollkinder in vielen Arbeiten überhaupt keine intravenösen Infusionen, während die Behandelten Natriumbicarbonat *und* Glucose bekamen.

Als nicht ausreichend erwies sich die intragastrale Natriumbicarbonat-Behandlung (STONEMAN und OWENS, 1968).

Vergleichende Experimente mit 0,5 M Trometamol und 0,6 M Natriumbicarbonat bei asphyktischen Rhesus-Affen (ADAMSON u. Mitarb., 1963) zeigten eine deutliche Überlegenheit von Trometamol hinsichtlich der Verhinderung postasphyktischer Hirnschäden. NISHIMURA u. Mitarb. (1968) fanden dagegen bei asphyktischen Neugeborenen eine Überlegenheit von Natriumbicarbonat über Trometamol, gemessen an der unterschiedlichen Mortalität. WENNER und BRAUN (1967) sehen aufgrund theoretischer Überlegungen keine Vorteile von Trometamol gegenüber Natriumbicarbonat. KELLNER u. Mitarb. (1966) empfehlen Trometamol nur bei pCO_2-Werten über 60 Torr.

Die meisten Kliniken bevorzugen heute den gezielten Sofortausgleich der Acidose bei RDS mit 8,4 (= 1 molar) oder 4%iger Natriumbicarbonat-Lösung als intravenöse Injektion und evtl. weitere Gabe von Natriumbicarbonat im Dauertropf mit 10%iger Glucose. Die Dosisberechnung erfolgt dabei nach der Formel

ml 8,4%iger $NaHCO_3$-Lösung = —BE $\times$ kg $\times$ 0,5 bzw. 0,3

(KEUTH, 1967).

SINCLAIR u. Mitarb. (1968) untersuchten in einem kontrollierten Versuch bei 20 Frühgeborenen, von denen 7 starben, den Einfluß von Natriumbicarbonat auf das RDS. Sie injizierten jeweils in 5 min

bei einem pH $< 7,0$ 6,5 mval/kg $NaHCO_3$
bei einem pH von 7,0–7,099 5,0 mval/kg $NaHCO_3$
bei einem pH von 7,1–7,199 3,5 mval/kg $NaHCO_3$
bei einem pH von 7,2–7,299 2,0 mval/kg $NaHCO_3$.

10 Kinder erhielten anfangs hohe Sauerstoffkonzentrationen in der Atemluft, davon wurden 5 mit raschen Bicarbonat-Infusionen behandelt, während von 10 Kindern, die rasche Bicarbonat-Infusionen erhielten, nur 5 hohe Sauerstoff-Anfangs-Konzentrationen erhielten. Die Autoren kommen zu dem Ergebnis, daß Sauerstoffzufuhr und Hypoxie-Behandlung wirkungsvoller sind als der Acidoseausgleich. Es kommt dadurch zur Öffnung der Lungen-Strom-Bahn mit Verminderung des Rechts-Links-Shunt, was durch Alkalitherapie nicht erreicht wird.

Im Gegensatz hierzu stehen Untersuchungsergebnisse von RUSSELL und COTTON (1968), die bei 19 Frühgeborenen, von denen 10 starben, 2,5–10 mval Natriumbicarbonat als 0,95%ige Lösung in 5 min injizierten. Sie fanden einen Abfall des pCO_2 um 10 mmHg, einen Anstieg des pO_2 um +56 mmHg, einen Anstieg des pH um +0,16 und einen Anstieg des BE um +10 mval/l. Gleichzeitig konnten sie einen verbesserten Lungendurchfluß und einen verminderten Rechts-Links-Shunt durch Verminderung des Lungen-Gefäß-Widerstandes mit verbesserter Kapillarperfusion in der Lunge feststellen.

Insgesamt gesehen hat auch die Natriumbicarbonat-Behandlung des Atemnotsyndromes des Neugeborenen keine entscheidende Wandlung in der Prognose dieses Krankheitsbildes gebracht. Das Kardinalproblem liegt hier vielmehr in der gestörten pulmonalen Perfusion von CO_2 aus dem Blut in die Alveolen. Nur ein Behandlungsverfahren, das es ermöglicht, die Sauerstoffaufnahme in den Alveolen und die CO_2-Abgabe zu normalisieren, kann beim Atemnotsyndrom einen entscheidenden Einfluß haben.

Durch intravenöse Gabe von 44,6 mval Natriumbicarbonat für je 5 transfundierte Blutkonserven konnten SCHWEIZER und HOWLAND (1965) die Mortalität erwachsener, operativ-behandelter Patienten, die größere Mengen Blut benötigten, erheblich senken.

GANDY u. Mitarb. (1968) fügten bei Austauschtransfusionen mit ACD-Blut in den ersten 3 Lebenstagen bei 22 Kindern der ersten Konserve 1,8 und der 2. Konserve 0,9 mval Natriumbicarbonat zu. Messungen des Standardbicarbonates vor, in der Mitte und am Ende der Austauschtransfusion zeigten, daß bei den Kindern eine Acidose verhindert werden konnte.

Beim Vergleich von Trometamol- und Natriumbicarbonat-Zusatz zum ACD-Blut bei extracorporaler Zirkulation bei je 20 Patienten fanden KLIMAN und VASKO (1967) eine deutliche Überlegenheit von Trometamol. Der pH war leicht zu kontrollieren, Urin-pH und Urin-Menge stiegen an, die Kaliumausscheidung war stärker erhöht als die Natrium-Ausscheidung. Ähnliche Beobachtungen an 7 bzw. 9 Patienten machten KUWABARA und AOCHI (1968).

Die Letalität der toxischen Gastro-Enteritis im Säuglings- und Kleinkindesalter hat sich in den letzten Jahren mit Hilfe der gezielten Infusions- und Acidose-Behandlung grundlegend gewandelt. Während YLLPÖ (1916) bei 42 Patienten noch eine Letalität von 57% angibt, beträgt sie bei SCHLOSS und STETSON (1917) trotz Bicarbonat-Behandlung (75–100 ml der 4–5%igen Lösung) sogar 86%.

Eine gezielte Behandlung ist erst mit Hilfe der Mikromethoden in größerem Umfang möglich geworden. Eine besonders schlechte Prognose hatte noch bis vor kurzem die hyperpyretische, hypersaliaemische Toxikose, die meist mit einer besonders starken Acidose einhergeht.

Schobess (1962) untersuchte das Verhalten des Säure-Basen-Haushaltes bei 20 Säuglingen unter Infusionen elektrolythaltiger Lösungen in einer Menge von 180–220 ml/kg Körpergewicht bei toxischer Gastro-Enteritis. Dabei kam es zu klinischer Besserung in 4–6 Std, aktueller arterieller pH und Standard-Bicarbonat normalisierten sich jedoch erst nach 4 Std bis 5 Tagen. Dem gegenüber konnte Krüger (1965) bei ebenfalls 20 Säuglingen mit toxischer Gastro-Enteritis durch Infusion lactathaltiger Lösungen (in einer Menge, die berechnet wurde aus BE $\times$ kg Körpergewicht $\times$ 0,3 $=$ mval Lactat) den aktuellen arteriellen pH in 0,5–6 und das Standard-Bicarbonat in 0,5–7 Std normalisieren.

3. Zusammenfassung der Diskussion

Trotz der wenigen echten Vergleichsuntersuchungen von Natriumbicarbonat und Trometamol kann man aufgrund der vorliegenden Befunde folgendes Facit ziehen:

Trometamol ist ebenso wie Natriumbicarbonat in der Lage, eine Stoffwechsel-Acidose zu beseitigen. Es besitzt den Vorteil der Natriumfreiheit und der gleichsinnigen Normalisierung des Blut- und Liquor-pH. Natriumbicarbonat führt dagegen zur Hypernatriaemie nicht nur extra-, sondern auch intracellulär bei häufig gegensinnigem Verhalten des Liquor-pH im Vergleich zum pH des Blutes.

Trometamol ist wegen seines alkalischen pH-Wertes ungepuffert schlecht gewebeverträglich, außerdem führt es leicht zur Hypoglykaemie. Bei Verwendung gepufferter Trometamol-Lösungen sind relativ große Volumina zur Acidosecorrektur erforderlich.

Die Frage, die schon Kaplan (1962) stellte, welche zukünftige Bedeutung Trometamol in der klinischen Pädiatrie hat, kann heute wesentlich schlüssiger beantwortet werden:

1. Beim Atemnotsyndrom des Neugeborenen sind Trometamol und Bicarbonat in gleicher Weise wirksam ohne aber eine entscheidende Änderung der Prognose herbeizuführen.

2. Bei der toxischen Gastro-Enteritis gelingt es mit Trometamol gefahrloser, nämlich unter Vermeidung einer Hypernatriaemie und bei günstigerer Beeinflussung des Liquor-pH eine Acidose auszugleichen. Aus diesen Gründen ist Trometamol, nicht zuletzt auch aufgrund unserer eigenen günstigen Behandlungsergebnisse, vorzuziehen.

3. Bei allen übrigen Acidose-Formen sind sowohl Natriumbicarbonat als auch Trometamol anwendbar. Insbesondere ist darauf hinzuweisen, daß Trometamol auch bei renalen Acidosen eingesetzt werden kann. Lediglich bei der chronisch-respiratorischen Acidose sollte Trometamol nicht verwendet werden, da hier die Gefahr der Atemdepression zu groß wird.

E. Zusammenfassung

Aufgrund der vorliegenden Untersuchungsergebnisse und der eigenen Untersuchungen läßt sich folgendes feststellen:

1. Trometamol ist eine wohl definierte, in hoher Reinheit herstellbare, ausreichend stabile Substanz.

2. Es erfüllt im Körper eine umschriebene und definierte Aufgabe, nämlich die Bindung von H-Ionen.

3. Darüber hinaus greift es nicht nennenswert in andere Stoffwechselvorgänge ein.

4. Die vorhandenen pharmakologischen und experimentellen Arbeiten reichen zu einer Beurteilung der möglichen Wirkungen und Nebenwirkungen aus.

5. Viele der bekannten experimentellen Untersuchungen besitzen keinen statistischen Aussagewert.

6. Die Versuchs- und insbesondere die Applikationsbedingungen von Trometamol, die bei experimentellen Untersuchungen angewendet wurden, sind in der Regel mit den klinischen Bedingungen nicht vergleichbar.

7. Die für die Injektion 0,3–0,6-M-Lösungen in 30 sec ermittelte LD_{50} besitzt für die therapeutischen Infusionen keine Aussagekraft.

8. Auch verschiedene experimentell beobachtete Wirkungen und Nebenwirkungen der Trometamol-Gabe, insbesondere die Atemdepression und die Diureseförderung, sind in erster Linie dosis- und geschwindigkeitsabhängig. Bei therapeutischer Anwendung sind sie in der Regel nicht zu befürchten.

9. Die unter Trometamol beobachteten Lebernekrosen sind nicht substanzspezifisch, sondern durch Infusion stark hypertoner Trometamol-Lösungen in die Nabelvene bedingt.

10. Mit Trometamol können Acidosen bei toxischer Gastro-Enteritis, Verbrennung und Diabetes mellitus rasch und dauerhaft behoben werden. Ebenso können bei Herzoperationen mit extracorporaler Zirkulation und bei Austausch-Transfusionen Acidosen mit Trometamol verhütet oder ausgeglichen werden.

Bei atemgestörten Neugeborenen, Herzvitien, Status asthmaticus, renalen Acidosen und Erkrankungen des Zentralnervensystems sind die Erfolge bedingt durch die Grundkrankheit häufig nur vorübergehend oder unzureichend.

11. Bei Kindern hat sich zur Acidose-Behandlung die 0,3 M Trometamol-Lösung, mit 0,1 M Acetat auf pH 8,6 eingestellt, bewährt. Die erforderliche Dosis beträgt

$$\text{ml } 0,3 \text{ M THAM (pH 8,6)} = -\text{BE (in mval/l)} \times \text{kg} \times 2$$

oder als gröberer Maßstab:

$$\text{ml } 0,3 \text{ M THAM (pH 8,6)} = (7,4 - \text{akt. pH}) \times \text{kg} \times 100.$$

Die Dosis von 25–30 ml/kg sollte nur ausnahmsweise überschritten werden, da es dann zu Krampfanfällen kommen kann.

Die Infusionsgeschwindigkeit sollte 1 (bei Neugeborenen) bis 2 ml/min nicht übersteigen.

12. Therapeutische Trometamol-Infusionen führen zum Blutzuckerabfall und können bei Kindern eine Hypoglycaemie auslösen. Jeder Infusion ist daher Glucose zuzusetzen und anschließend sind glucosehaltige Lösungen zu infundieren.

13. Obgleich Trometamol in therapeutischer Dosierung die Nierenfunktion nicht ungünstig beeinflußt, wird es beim Kind protrahiert über mehr als 72 Std ausgeschieden. Bei wiederholter Gabe innerhalb von 3 Tagen ist daher mit einer Cumulation zu rechnen.

14. Trometamol ist ebenso wie Natriumbicarbonat geeignet, metabolische und unter bestimmten Umständen auch respiratorische Acidosen auszugleichen. Es besitzt den Vorteil der Natriumfreiheit und der gleichsinnigen Beeinflussung von Blut- und Liquor-pH. Aus diesen Gründen ist es bei bestehender oder möglicher Hypernatriaemie und bei bestehender oder möglicher Acidose im ZNS dem Bicarbonat vorzuziehen.

F. Summary

The monograph gives an overall survey of trometamol studies published within the last 14 years and the results of the author's own studies.

The following statemets can be made:

1. Trometamol is a well-defined substance that can be produced with a high degree of purity and is stable at room temperature for 12 years.

2. It is a weak base and acts as an H^+ acceptor as follows:

$$R–NH_2 + HA \leftrightarrows R–NH_3{}^+ + A^-.$$

3. Apart from this, it does not interfere with other metabolic processes to any measurable extent.

4. Pharmacological and experimental studies are sufficient to classify and judge the possible effects and side-effects of trometamol.

5. Most of the experimental studies are of only limited statistical value.

6. The conditions under which experimental studies with trometamol are performed and the details of application are not similar to clinical conditions under which trometamol is used.

8. Some effects and side-effects observed in experiments, such as ventilatory depression or osmotic diuresis, are primarily dependent on the dose and rate of application. They are rarely encountered under therapeutic conditions.

9. Liver necrosis observed after infusion of trometamol through the umbilical vein is caused not by the substance but by the highly hypertonic solution used.

10. Acidosis in severe gastroenteritis, burns, and diabetes mellitus can be corrected promptly and permamently with trometamol. Also, in open heart surgery with extra-corporeal circulation and during exchange transfusions acidosis can be prevented or corrected by adding trometamol to the donor blood. In respiratory distress of the newborn, congenital heart disease, status asthmaticus, renal acidosis, and acidosis in central nervous system disease the results are often limited, due to the underlying illness.

11. It was established that, for use in childhood acidosis, trometamol as 0.3 M solution buffered to a pH of 8.6 with 0.1 M acetate is successful and effective enough and has better local tolerance than the unbuffered substance with an pH of 10. 2. The recommended dose is calculated as follows:

$$\text{ml } 0.3 \text{ M THAM (pH 8.6)} = \text{—BE (meq/l)} \times \text{kg body weight} \times 2$$

or roughly estimated:

ml 0.3 M THAM (pH 8.6) = (7,4 — act. art. pH) × kg body weight × 100.

The maximum dose should not exceed 25–30 ml/kg body weight, beyond this dose convulsions were observed in rising frequency.

12. Therapeutic trometamol infusions lower blood glucose and may lead to hypoglycemia in children. Immediately before administering trometamol, glucose should be routinely added to the infusion and afterwards only glucose-containing solutions should be infused.

13. Renal elimination of a single dose of trometamol requires more than 72 hours; repeated doses within 3 days lead to accumulation and should therefore be avoided.

14. The advantages of trometamol over hydrogen bicarbonate in correcting metabolic and to a certain degree also respiratory acidosis consist in the absence of sodium and the prompt simultaneous correction of blood and CSF pH.

G. Literatur

Abbott Laboratories: "Talatrol Abbott" Abbott Laboratories, North Chicago, Illinois mimeo 1962.

ABER, G. M., BAYLEY, T. J., BISHOP, J. M.: The effect of THAM infusion on simultaneously studied cardiac, respiratory and renal function in patients with obstructive airway disease. Clin. Sci. **25**, 171–180 (1963).

ADAMSON, K., JR., BEHRMAN, R., DAWES, C. S., DAWKINS, M. J. R., JAMES, L. S., ROSS, B. B.: The treatment of acidosis with alkali and glucose during asphyxia on foetal rhesus monkeys. J. Physiol. (Lond.) **169**, 679–689 (1963).

— — — JAMES, L. S., KOFORD, O.: Resuscitation by positive pressure ventilation and Tris-hydroxymethylaminomethane of rhesus monkeys asphyxiated at birth. J. Pediat. **65**, 807–818 (1964).

ALDINGER, E. E., DARBY, T. D., THROWER, W. B.: Effects of THAM on acid-base derangements and ventricular contractile force changes elicited by periods of reduced circulatory blood volume. Fed. Proc. **19**, 102 (1960).

ANDERSEN, M. N., BORDER, J. R., MOURITZEN, C. V.: Acidosis, Catecholamines and cardiovascular dynamics: when does acidosis require correction? Ann. Surg. **166**, 344–356 (1967).

BATTAGLIA, F. C., BEHRMAN, R., HELLEGERS, A. E.: Intracellular hydrogen ion concentration changes during acute respiratory acidosis and alkalosis. J. Pediat. **66**, 737–746 (1965).

BEKEMEIER, H., RUMLER, W.: Zur akuten Toxizität und nephrokalzikotropen Wirkung von Trishydroxymethyl-aminomethan und einigen seiner Salze. Acta biol. med. germ. **17**, 217–220 (1966).

BENESCH, R. E., BENESCH, R.: The stability of the silver complex of tris(hydroxymethyl)-aminomethan. J. Amer. chem. Soc. **77**, 2749–2750 (1955).

BENNETT, T. E., TARAIL, R.: The hypoglycemic activity of 2-amino-2-hydroxymethyl-1,3-propanediol. Ann. N. Y. Acad. Sci. **92**, 651–661 (1961).

BLEICH, H. L., SCHWARTZ, W. B.: Tris buffer (THAM): An appraisal of physiologic effects and clinical usefulness. New. Engl. J. Med. **274**, 782–787 (1966).

BRETSCHER, J.: Die Problematik von pH-Messungen aus Mikroblutproben. Pädiat. Pädol. **3**, 146–156 (1967).

BRINKMAN, G. L.: The use of THAM to prevent hyperventilation and acidosis while breathing carbon dioxide. Amer J. med. Sci. **239**, 728–731 (1960).

— BRUNSWICK, W. L., WHITEHOUSE, F. W.: The use of 2-amino-2-hydroxymethyl-1,3-propanediol in the correction of metabolic and respiratory acidosis. Ann. N.Y. Acad. Sci. **92**, 735–742 (1961).

— REMP, D. C., COATES, E. O., PRIEST, E. M.: The Treatment of Respiratory Acidosis with THAM. Amer. J. Med. Sci. **239**, 341–346 (1960).

BROWN, E. S., BENNETT, T. E., BUNNELL, I. L., BLAM, J. O., EVERS, J. L., GREENE, D. G., JANNEY, C. D., LOWE, H. J., NAHAS, G. G., TARAIL, R.: Effects of THAM during CO_2 breathing in man: ventilation and CO_2 exchange. Physiologist **2**, 18 (1959).

BUCKLEY III, C. E., SIEKER, H.: Effects of an organic amine buffer (THAM) on congestive heart failure. Circulation **24**, 897 (1961).

CHAPMAN, S. R., SMITH, L. M., SIMMONS, D. H.: Determination of 2-amino-2-hydroxymethyl-1,3-propanediol (Tris; THAM) in urine by titration. J. Lab. clin. Med. 66, 698–704 (1965).

CHRISTENSEN, H. N., CLIFFORD, J.: Test for metabolic attack on Tris-(hydroxymethyl)-aminomethane and L-Hydroxymethylserine in the rat. Proc. Soc. exp. Biol. (N.Y.) 111, 140–143 (1962).

CLARK, jr., I. C.: The use of amine buffers in cardiovascular surgery. Ann. N.Y. Acad. Sci. 92, 687–703 (1961).

CONANT, J. S., HUGHES, R. E.: The usefulness of THAM in metabolic acidosis. Ann. N.Y. Acad. Sci. 92, 751–754 (1961).

CRAMER, L. M., HINSHAW, J. R.: Further experience in the use of tris buffer in the treatment of severely burned patients. Plast. reconstr. Surg. 35, 76–84 (1965).

DARBY, T. D.: Effects of 2-amino-2-hydroxymethyl-1,3-propanediol during shock and catecholamine administration. Ann. N.Y. Acad. Sci. 92, 674–686 (1961).

— ALDINGER, E. E., THROWER, W. B., WESTBROCK, S. H.: Effects of tris(hydroxymethyl)aminomethane (THAM) on ventricular contractile force changes accompanying lactic acid infusion or elevation of ventilation CO_2. Fed. Proc. 19, 103 (1960).

— ANDERSON, S. J.: Tolerance and toxicitiy of THAM. Ann. Anesth. franç. 7, 585–592 (1966).

DAWES, G. S., HIBBARD, E., WINDLE, W. F.: The effect of alkali and glucose infusion on permanent brain damage in rhesus monkeys asphyxiated at birth. J. Pediat. 65, 801–806 (1964).

DEGERING, E. F.: An Outline of Organic Nitrogen Compounds. pp. 61–106. University Lithoprinters, Ypsilanti, Michigan, 1945.

DOS, S. J., NAHAS, G. G., PAPPER, E. M.: Experimental correction of hypercapnic intracranial hypertension. Anesthesiology 23, 46–50 (1962).

— RANDOLPH, W. A., JACOBSON, J. Y., NAHAS, G. G., PAPPER, E. M.: Effects of 2-amino-2-hydroxy-methyl-1,3-propanediol on intracranial hypertension. Ann. N.Y. Acad. Sci. 92, 640–650 (1961).

ELKINTON, J. R., SQUIRES, R. D., SINGER, R. B.: Intracellular cation exchanges in acidosis due to renal insufficiency. Effects of alkali therapy. J. clin. Invest. 30, 381–387 (1951).

EPSTEIN, R. M., NAHAS, G. G., MARK, L. C.: Circulatory changes following rapid correction of severe hypercapnic acidosis by 2-amino-2-hydroxymethyl-1,3-propanediol. Ann. N.Y. Acad. Sci. 92, 500–507 (1961).

EWERBECK, H., HAGER, J., WELTE, W.: Tris-Pufferbehandlung schwerer Verbrennungen bei Kindern zur Vermeidung von Hirndauerschäden. Dtsch. med. Wschr. 91, 1333–1338 (1966).

— KRÜGER, M.: Die quantitative Acidosebekämpfung – ein Fortschritt in der Behandlung der Säuglingsintoxikationen. Dtsch. med. Wschr. 90, 2141–2145 (1965).

FRENZEL, J., ROGNER, G.: Klin. Beiträge zur Behandlung der respiratorischen Insuffizienz reifer und unreifer Neugeborener. Mschr. Kinderheilk. 115, 471–476 (1967).

— — MAAK, B.: Veränderungen des Lactat/Pyruvat-Quotienten bei hypoxischen Neugeborenen unter der Puffertherapie. Mschr. Kinderheilk. 116, 547–552 (1968).

FRIEHS, G.: Erfahrungen mit TRIS (THAM) bei der Behandlung der metabolischen Acidose. Wien. med. Wschr. 117, 1008–1011 (1967).

GANDY, G., PARTRIDGE, J. W., GAIRDNER, D.: Control of acidosis during exchange transfusion with citrated blood. Arch. Dis. Child. 43, 147–150 (1968).

GEMMILL, W. D., SECHRIST, G. L., OLIVER, T. K., JR., WHEELER, W. E.: The use of tris buffer to alkalinize the urine of young children with severe salicylism. J. Pediat. **63**, 732 (1963).

GIDION, R., FLEISCHHAUER, G., SINIOS, A.: Die Therapie der Acidose bei unreifen und reifen Neugeborenen. Ein Erfahrungsbericht über 123 Behandlungen. Z. Kinderheilk. **97**, 195–208 (1966).

GJESSING, J.: Peritoneal dialysis using tris (hydroxymethyl) aminomethane (THAM) in the treatment of barbiturate poisoning. Opuscula Med. **10**, 153–156 (1965).

GLEICHMANN, U., v. STUCKRAD, H., ZINDLER, M.: Intracellulärer Säurebasen- und Elektrolythaushalt. Experimentelle und klinische Untersuchungen an Erythrozyten. Z. ges. exp. Med. **139**, 255–266 (1965).

GLÖCKNER, J.: Die Behandlung schwerer Acidosen beim Kind mit Tromethamin. Dissertation Köln 1971.

GOLDENBERG, V. E., WIEGENSTEIN, L., HOPKINS, G. B.: Hepatic injury associated with tromethamine. J. Amer. med. Ass. **205**, 81–84 (1968).

GOOTLIEB, S. F., JAGODZINSKI, R. V.: Role of THAM in protecting mice against convulsive episodes caused by exposure to oxygen under high pressure. Proc. Soc. exp. Biol. (N.Y.) **112**, 427–430 (1963).

GUPTA, J. M.: The Effect of THAM on the Oxygen Tension of Arterial Blood in Neonatal Respiratory-Distress Syndrome. Lancet I., 734–735 (1965).

— DAHLENBURG, G. W., DAVIS, J. A.: Changes in blood gas tensions following administration of amine buffer THAM to infants with respiratory distress syndrome. Arch. Dis. Child. (L.) **42**, 416–427 (1967).

HALL, I. H.: Effectiveness of THAM in Preventing Cellular Damage Resulting From Oxygen Lack. Proc. Soc. exp. Biol. (N.Y.) **122**, 1240–1244 (1966).

HARTMANN, A. F., SENN, M. J. E.: Studies in the metabolism of sodium-Lactate II. Response of human subjects with acidosis to the intravenous injection of sodium-Lactate. J. clin. Invest. **11**, 337–344 (1932).

HASS, H. B., RILEY, E. F.: The Nitroparaffins. Chem. Rev. **32**, 373–430 (1943).

HEESE, D.-D.: Versuche zur Acidosebekämpfung bei atemgestörten Neu- und Frühgeborenen mit Tris(hydroxymethyl)aminomethan. Inaug. Dissertat. Köln 1966.

HEIDENREICH, O., LAAFF, H., FÜLGRAFF, G.: Über die renale Ausscheidung von Trispuffer (THAM) und das Anionenmuster im Harn. Med. Pharmacol. exp. **17**, 207–213 (1967).

HEINE, W., KELLNER, R.: Zur Anwendung der Peritoneal-Dialyse bei schwersten toxischen Ernährungsstörungen des Säuglingsalters. Kinderärztl. Prax. **36**, 433–440 (1968).

HEIMING, E., REHDER, H.: Organschäden nach Trispuffer-Injektion in die Nabelgefäße. Dtsch. med. Wschr. **98**, 305 (1973).

HENRY, L.: Formation synthetique d/alcools nitres. C. R. Acad. Sci. Paris **126**, 1265–1268 (1895).

HENSCHLER, D., MEYER, W.: Hemmung toxischer Lungenödeme und des Verbrennungsödems durch Tris (hydroxymethyl-aminomethan). Klin. Wschr. **40**, 264–266 (1962).

HOLMDAHL, M. H.: The use of tris (hydroxymethyl) aminomethane during short periods of apneic oxygenation in man. Ann. N.Y. Acad. Sci. **92**, 794–801 (1961).

— HEDSTRAND, U., PARROW, A., KORKEILA, J., TELIVUO, L., MATELL, G.: Association Respiration Artificielle-Tham au Cours du Traitement de l'Etat de mal Asthmatique. Presse Med. **75**, 957–960 (1967).

— NAHAS, G. G.: Volume of distribution of C_{14} labeled tris (hydroxymethyl) aminomethane. Amer. J. Physiol. **202**, 1011 (1962).

HOLMDAHL, M. H., NAHAS, G. G., HASSAM, D., VEROSKY, M.: Acid-base changes in the cerebrospinal fluid following rapid changes in the bicarbonate/carbonic acid ratio in the blood. Ann. N.Y. Acad. Sci. **92**, 520–527 (1961).

— TELIVUO, L., KORKEILA, J.: The use of THAM and artificial ventilation in severe status Asthmaticus. Ann. Anesth. franç. **8**, 117–120 (1966).

HONIG, C.: Alkalisierende Infusievloeistoffen. Pharm. Weekbl. **100**, 667–672 (1965).

HUTCHISON, J. H., KERR, M. M., DOUGLAS, T., INALL, J., CROSBIE, J.: A therapeutic approach in 100 cases of respiratory distress syndrome of the newborn infant. Pediatrics **33**, 956–964 (1964).

— — McPHAIL, M. F. M., DOUGLAS, T. A., SMITH, G., NORMAN, J. W., BATES, E. H.: Studies in the treatment of the pulmonary syndrome of the newborn. Lancet II, 465–469 (1962).

IRVINE, R. O. H., DOW, J. W.: Sodium Bicarbonate, Sodium Lactate and Tris Buffer in the Treatment of Acute Metabolic Acidosis. Clin. Res. **13**, 237 (1965).

ISRAEL, S., DAVIES, H.: The Effect of THAM on reexcretion of Salicylate. Amer. J. Dis. Childh. **102**, 744–747 (1961).

JARRE, W., KETTERLE, W., REINWEIN, H.: Zur Behandlung des Respiratory-Distress-Syndrome bei Frühgeborenen mit Tris-(hydroxymethyl)-aminomethan (THAM) und Netzmittel. Helv. paediat. Acta **20**, 27–39 (1965).

JONXIS, J. H. P.: Tris-Puffer bei der Behandlung des „Respiratory Distress Syndrome". Pädiat. Pädol. **3**, 231–236 (1967).

JØRGENSEN, K., ASTRUP, P.: The effect of 2-amino-2-hydroxymethyl-1,3-propanediol on blood-buffering capacity. Ann. N.Y. Acad. Sci. **92**, 491–499 (1961).

KAPLAN, S. A.: Tris (hydroxymethyl) aminomethane (THAM) a new buffer for therapeutic use. Amer. J. Dis. Childh. **103**, 1–3 (1962).

— FOX, R. P., CLARK, L. C.: Amine buffers in the management of acidosis. Amer. J. Diss. Childh. **103**, 4–9 (1962).

KARETZKY, M. S., MITHOEFER, J. C.: The renal excretion of sodium and bicarbonate following $NaHCO_3$ infusion in patients with respiratory acidosis. Amer. J. med. Sci. **254**, 851–854 (1967).

KELLNER, R.: Pharmakologie und klinische Verwendung des Trishydroxymethylaminomethan. Pädiat. Pädol. **3**, 95–112 (1967).

— HEINE, W., BECKER, H.: Vergleichende klinische und pathologisch-anatomische Untersuchungen über den Effekt der Azidosebehandlung beim „respiratory distress Syndrome" der Frühgeborenen. Pädiat. Grenzgeb. **5**, 255–266 (1966).

KEUTH, U.: Natriumbikarbonat-Glucose-Infusion beim Membransyndrom der Früh- und Neugeborenen. Dtsch. med. Wschr. **92**, 248–255 (1967).

KILMAN, J. S., VASKO, J. S.: The Effect of THAM on the electrolytes and urinary output of patients undergoing extracorporeal circulation. Clin. Res. **15**, 210 (1967).

KIRCHHEIM, H.: Die Wirkung von Tris(hydroxymethyl)Aminomethan(THAM) auf die Nierendurchblutung im haemorrhagischen Schock. Pflügers Arch. ges. Physiol. **286**, 323–335 (1965).

KNOCHEL, J. P., BARRY, K.-G., CLAYTON, L. E., SMITH, W. L.: THAM-Dialysis: An experimental method to study diffusion of certain weak acids in vivo II. Secobarbital. J. Lab. clin. Med. **65**, 361–369 (1965).

KORKEILA, J., VAPAAVUORI, M.: THAM and Engström respirator in the treatment of peptic aspiration pneumonitis (a case report). Ann. Chir. Gynaec. Fenn. **52**, 124–131 (1963).

KRAUSE, W.: Tris-Pufferbehandlung (THAM) bei „depressed infants". Z. Beburtsh. Gynäk. **169**, 158–186 (1968).

Kress, G.: Une nouvelle amine tampon: Le THAM Considérations physio-pathologiques et thérapeutiques. Presse méd. **71**, 2652 (1963).

Krüger, M.: Die Laktatbehandlung der Säuglingsintoxikation. Dissertation Köln 1965.

Kuwabara, S., Aochi, O.: Management of acid-base imbalance during open heart surgery: Comparison of the effects of tris-buffer and bicarbonate. Jap. J. Anesth. **17**, 155–159 (1968).

Larcan, A., Herbenval, R.: Le THAM en diabétologie. Ann. Anesth. franç. **7**, 887–894 (1966).

Lee, W. H., Darby, T. D., Aldinger, E. E., Thrower, W. B.: Use of THAM in the management of refractory cardiac arrest. Amer. Surg. **28**, 87–89 (1962).

Levy, N., Rose, J. D.: The aliphathic nitro-compounds. Quart. Rev. **1**, 358–395 (1947).

Linn, S., Roberts, M.: Microassay of Tris (Hydroxymethyl) aminomethane applicable to blood and urine. Ann. N. Y. Acad. Sci. **92**, 419–425 (1961).

Loeb, H., Ooms, H. A., Duvivier, A.: Etude de l'action hypoglycemiante du THAM chez l'enfant. Ann. Anesth. franç. **7**, 879–884 (1966).

Luchsinger, P. C., Berman, L. B.: Carbon dioxide buffering in pulmonary disease. Clin. Res. **8**, 255 (1960).

Malm, J. R., Bowman, F. O. jr., Sullivan, S. F., Nahas, G. G.: The use of tham buffered acid-dextrose citrate blood for extracorporeal circulation. J. cardiovasc. Surg. (Torino) **6**, 134–137 (1965).

— Manger, W. M., Sullivan, S. F., Papper, E. M., Nahas, G. G.: The Effect of Acidosis on Sympatho-adrenal Stimulation. Particular Reference to Cardio-pulmonary Bypass. J. Amer. med. Ass. **197**, 121–125 (1966).

Manfredi, F., Sieker, H. O., Spoto, A. P., Saltzman, H. A.: Severe carbon dioxide intoxication. Treatment with organic buffer (Trishydroxymethyl-aminomethane). J. Amer. med. Ass. **173**, 999–1003 (1960).

Marenk, K.: Die Phosphor- und Ammoniak-Ausscheidung im 24-Stunden-Harn acidotischer Kinder nach Tromethamin (THAM)-Infusion. Dissertation Köln 1968.

Massaro, D. J., Katz, S., Luchsinger, P. C.: The carbon dioxide buffer (tris-hydroxymethylaminomethane) in the treatment of respiratory acidosis. Amer. Rev. resp. Dis. **86**, 353–359 (1962).

Moore, F. D., Bernhard, W. F.: Efficacy of 2-amino-2-hydroxymethyl-1,3-pro-panediol (Trisbuffer) in management of metabolic Lactacidosis accompanying prolonged hypothermic perfusion. Surgery **52**, 905–912 (1962).

Nahas, G. G.: Use of an organic carbon dioxide buffer in vivo. Science **129**, 782–783 (1959).

— The clinical pharmacology of THAM (tris/hydroxymethyl/aminomethane). Clin. Pharmacol. Ther. (St. Louis) **4**, 784–803 (1963).

— L'utilisation du tris (hydroxyméthyl) aminométhane (THAM) dans le traite-ment des brulures graves. Presse méd. **72**, 1301 (1964).

— The use of buffers in the management of respiratory failure. Ann. N.Y. Acad. Sci. **121**, 871–882 (1965).

— Tris-Buffer vs sodium bicarbonate. New. Engl. J. Med. **275**, 1203–1204 (1966).

— Dos, S. J., Ligou, J. C.: The hypoglycemic activity of THAM. Clin. Res. **8**, 27 (1960).

— Giroux, J. J., Cjessing, J., Verosky, M., Mark, L. C.: The use of THAM in peritoneal dialysis. Trans. Amer. Soc. artif. intern. Org. **10**, 345–347 (1964).

— Jordan, E. C., Ligou, J. C.: Effects of a "CO_2-buffer" on hypercapnia of apneic oxygenation. Amer. J. Physiol. **197**, 1308–1316 (1959).

Nahas, G. G., Lumpkin, M. L.: The effects of THAM on the ventilation of the resting dog. Physiologist **2**, 87–88 (1959).

— Malm, J.-R., Manger, W.-M., Verosky, M., Sullivan, F.: Le contrôle de l'acidose et l'utilisation du sang citraté neutralise en chirurgie cardiaque. Presse méd. (Paris) **72**, 657–660 (1964).

— Manger, W. M., Hassam, D., Papper, E. M.: Effect of pH control and increased O_2 delivery on the course of hemorrhagic shock. Fed. Proc. **21**, 117 (1962).

— Reveillaud, R. J., Strauss, J., Schwartz, I., Verosky, M.: Renal effect of tris (hydroxymethyl)-aminomethane during CO_2 load. Amer. J. Physiol. **204**, 113–118 (1963).

— Roebuck, M. J., Mark, L. C.: Effect of hypertonic NaCl on cardiac arrhythmias. Amer. J. Physiol. **203**, 1125–1129 (1962).

— Verosky, M.: The storage of CO_2 during apneic oxygenation. Ann. N.Y. Acad. Sci. **133**, 134–141 (1966).

— — Schwartz, I.: Urinary excretion of THAM citrate orally administered. Proc. Soc. exp. Biol. (N.Y.) **116**, 378–382 (1964).

Neimann, N., Vert, P., Marchal, C.: Pediatric applications of THAM. Ann. Anesth. franç. **7**, 861–876 (1966).

Nessler, G.: Behandlung der diabetischen Acidose mit Trispuffer. Arch. Kinderheilk. **178**, 240–257 (1969).

Neuhausen, H.-J.: THAM-(tris-hydroxymethyl-aminomethan)ausscheidung bei acidotischen Kindern nach intravenöser Dauertropfinfusion. Dissertation Köln 1968.

Nishimura, K., Goshi, C., Kasahara, H.: Results of treatment of idiopathic respiratory distress of newborn by continuous intravenous drip of trisbuffer, J. Jap. Soc. Pediat. **72**, 256–264 (1968).

Oliver, T. K.: The use of THAM-buffered ACD blood in high risk infants who require exchange transfusion. J. Pediat. **67**, 951 (1965).

Oppé, Th. E., Priestley, B. L., Redstone, D.: Metabolic changes in the infant with respiratory failure. Ped. clin. N. Amer. **12**, 723–742 (1965).

Pahnke, V.: Einfluß von Thromethamin auf Serumelektrolytkonzentrationen und Harnstoff im Serum. Dissertation Köln 1971.

Peirce II., E.: The correction of acidosis with tris(hydroxymethyl)aminomethane. Arch. Surg. **80**, 693 (1960).

Pierson, W. E., Barrett, C. T., Oliver, T. K.: The effect of buffered and non-buffered ACD blood on electrolyte and acid-base homestasis during exchange transfusion. Pediatrics **41**, 802–814 (1968).

Piloty, O., Ruff, O.: Über die Reduktion des tertiären Nitroisobutylglycerins und das Oxim des Dioxyacetons. Ber. dtsch. chem. Ges. **30**, 1656–1665 (1897).

Posner, J. B., Plum, F.: Spinal-fluid pH and neurologic symptoms in systemic acidosis. New Engl. J. Med. **277**, 605–613 (1967).

Quellhorst, E., Heimburg, P., Willms, B., Reichart, U., Scheler, F.: Untersuchungen über die Anwendung von Trispuffer bei schwerer Niereninsuffizienz. Klin. Wschr. **44**, 1243–1247 (1966).

Retzlaff, G., Hutschenreuter, K.: Klinische Nebenwirkungen THAM-haltiger Plasmaexpander. Anaesthesiologie u. Wiederbelebung **17**, 68–69 (1966).

Richards, R. K.: Records, of the Division of Experimental Therapy, Abbott Laboratories.

Richards, W., Siegel, S. C., Strauss, J., Leigh, M. D.: Status asthmaticus in children. J. Amer. med. Ass. **201**, 75–81 (1967).

Roberts, M., Linn, S.: Acute and subchronic toxicity of 2-amino-2-hydroxymethyl-1,3-propanediol. Ann. N.Y. Acad. Sci. **92**, 724–734 (1961).

ROBERTS, P., THORNEFELDT, R., LANGLEY, I. I., MARK, C.: Immediate treatment of respiratory distress in the newborn. Amer. J. Obstet. Gynec. **101**, 293–297 (1968).

ROBIN, E. D., WILSON, R. J., BROMBERG, P.: Intracellular acid-base relations and intracellular buffers. Ann. N.Y. Acad. Sci. **92**, 539–546 (1961).

ROSEN, H.: Quantitative measurement of the amine buffer: 2-amino-2-hydroxy-methyl-1,3-propanediol. Ann. N.Y. Acad. Sci. **92**, 414–418 (1961).

RUMLER, W., SITKA, U.: Über die Acidose bei der Säuglingstoxikose und ihre Behandlung mit THAM. Z. Kinderheilk. **103**, 52–60 (1968).

RUSSELL, G., COTTON, E. K.: Effects of sodium bicarbonate by rapid injection and of oxygen in high concentration in respiratory distress syndrome of the newborn. Pediatrics **43**, 1065–1073 (1968).

SALING, E., BRETSCHER, J.: Pufferinjektion in die Vena umbilicalis des noch nicht abgenabelten Neugeborenen. Geburtsh. u. Frauenheilk. **28**, 63–70 (1968).

SAMIY, A. H., RAMSAY, A. G., REES, S. B., MERRILL, J. P.: The use of 2-amino-2-hydroxymethyl-1,3-propanediol in the management of renal acidosis. Ann. N.Y. Acad. Sci. **92**, 802–812 (1961).

— REES, S. B., YOUNGER, M. D., FREEDLANDER, A. E., ROOT, H. J.: The use of tris buffer in the management of diabetic aicosis. IV Cong. Fed. Internat. Diabet. (Geneva), Prod. III, 578–580 (1961).

SAVIGNONI, P. G., BUCCI, G., CECCAMEA, A., MENDUNI, M., SALAMANDRE, A., ORZALESI, M. M.: Intravenous Infusion of Glucose and sodium bicarbonate in hyaline membrane disease. Acta paediat. scand. **58**, 1–9 (1969).

SESSLER, A. D., TASWELL, H. F., MOFFITT, E. A., KIRKLIN, J. W.: Heparinized versus Acid-Citrate-Dextrose-Blood for cardiopulmonary bypass. Mayo Clin. Proc. **40**, 859–876 (1965).

SIEGEL, L.: The Effect of Inorganic Ions on the Structure and Function of Mitochondrial Malic Dehydrogenase from Bovine Heart Muscle. Biochemistry **6**, 2261–2267 (1967).

SIEKER, H. O., MERWARTH, C. R., SALTZMAN, H. A., MANFREDI, F.: The use of 2-amino-2-hydroxymethyl-1,3-propanediol in severe carbon dioxide intoxication. Ann. N.Y. Acad. Sci. **92**, 783–793 (1961).

SINCLAIR, J. C., ENGEL, K., SILVERMAN, W. A.: Early correction of hypoxemia and acidemia in infants of low birth weight: A controlled trial of Oxygen breathing, rapid alkali infusion, and assisted ventilation. Pediatrics **42**, 565–589 (1968).

SINGER, R. B., CLARK, J. K., BARKER, E. S., CROSLEY, A. P., JR., ELKINGTON, J. R.: Acute effects in man of rapid intravenous infusion of hypertonic sodium bicarbonate solution-I. Changes in acid-base balance and distribution of excess buffer base. Medicine **34**, 51–95 (1955).

SWAN, R. C., AXELROD, D. R., SEIP, M., PITTS, R. F.: Distribution of sodium bicarbonate infused into nephrectomized dogs. J. clin. Invest. **34**. 1795–1801 (1955).

SWANSON, A. G.: Potential harmful effects of treating pulmonary encephalopathy with a carbon dioxide buffering agent. Amer. J. med. Sci. **240**, 433–437 (1966).

SCHIPPAN, R.: Verhalten des Säure-Basen-Haushaltes des Blutes nach schneller THAM-Infusion. Pädiat. Grenzgeb. **6**, 105–115 (1967).

SCHLOSS, O. M., STETSON, R. F.: The occurrence of acidosis with severe diarrhea. Amer. J. Dis. Childh. **13**, 218–230 (1917).

SCHOBESS, F. C.: Über das Verhalten von Standardbikarbonat und aktuellem pH während der Behandlung der Säuglingsintoxikation. Inaugur. Dissert. Med. Fak. Köln 1962.

SCHÖBER, J. G., TYMPNER, K.-D., BÜHLMEYER, K.: Der Säurebasenhaushalt bei angeborenen, cyanotischen Herzvitien und seine Bedeutung für die prä- und Postoperative Behandlung. Klin. Wschr. 45, 282–288 (1967).

SCHWARTZ, W. B., WATERS, W. C.: Lactate versus bicarbonate. A reconsideration of the therapy of metabolic acidosis. Amer. J. Med. 32, 831–834 (1962).

SCHWEIZER, O., HOWLAND, W. S.: Significance of lactate and pyruvate according to volume of blood transfusion in man: effect of exogenous bicarbonate buffer on lacticacidemia. Ann. Surg. 162, 1017–1027 (1965).

STAHLMAN, M.: Treatment of cardiovascular disorders of the newborn. Pediat. Clin. N. Amer. 11, 363–400 (1964).

STONEMAN, M. E. R., OWENS, R. M.: Effects of intragastric sodium bicarbonate in infants with respiratory distress. Arch. Dis. Childh. 43, 155–160 (1968).

STRAUSS, J.: Tris(hydroxymethyl)aminomethane (THAM): A Pediatric evaluation. Pediatrics 41, 667–689 (1968).

— BERNATH, K., KAPLAN, S. A.: Determination of Tris-(Hydroxymethyl)-Amino Methane (THAM). Proc. Soc. exper. Biol. (N. Y.) 113, 58–61 (1963).

— FINE, R. N., MEDINA, D. A., DONNELL, G. N.: The use of THAM in the treatment of status asthmaticus. Pediatrics 38, 655–657 (1966).

— NAHAS, G. G., CLARK, H.: Conservative treatment of acute salicylate intoxication. Ann. Anesth. franç. 7, 909–912 (1966).

TARAIL, R., BENNETT, T. E., BROWN, E. S., BUNNELL, I. L., ELAM, J. O., EVERS, J. J., GREENE, D. G., JANNEY, C. D., LOWE, H. J., NAHAS, G. G.: Effects of THAM during CO_2 breathing in man: metabolic and toxic effects. Physiologist 2, 114 (1959).

THOMPSON, R. G., MOULDER, P. V., HARRISON, R. W., DAICOFF, G. R.: Tromethamine (Talatrol) for acidosis therapy in surgery. Surg. Clin. N. Amer. 43, 179–184 (1963).

THOMPSON, S. W., ALLEN, M. R., MCDOWELL, M. E.: Toxicity Studies with Tris(hydroxymethyl)aminomethane. U.S. Army Med. Res. and Nutritional Laboratory Rep. 285 (1965).

TROELSTRA, J. A., JONXIS, J. H. P., VISSER, H. K. A., VAN DER VLUGT, J. J.: Behandeling van het hyaliene-membranensyndrom met glucose, tris-hydroxy-methyl-aminomethaan (THAM) en bicarbonaat. Ned. T. Geneesk. 109, 454–456 (1965).

TZONOS, T.: Untersuchungen über das Hirnödem und seine Beeinflußbarkeit im Tierversuch. In: KIENLE, G. (Hrsg.) Hydrodynamik, Elektrolyt- und Säure-Basen-Haushalt im Liquor und Nervensystem, S. 248-258. Stuttgart: Georg Thieme 1967.

USHER, R.: The respiratory distress syndrome of prematurity. Ped. Clin. N. Amer. 8, 525–538 (1961).

— Reduction of mortality from respiratory distress syndrome of prematurity with early administration of intravenous glucose and sodium bicarbonate. Pediatrics 32, 966–975 (1963).

VAN SLYKE, D. D.: On the measurement of buffer values and on the relationship of buffer value to the dissociation constant of the buffer and the concentration and reaction of the buffer solution. J. biol. Chem. 52, 525–570 (1922).

VERCRUYSSE, G., WEISSENBACHER, G., ZWEYMÜLLER, F.: Tris(hydroxymethyl)-aminomethan (THAM) zur Acidosebehandlung bei Kindern. Wien. klin. Wschr. 78, 765–774 (1966).

VERT, P., MARCHAL, C., NEIMANN, N., PIERON: Traitement symptomatique des acidoses rénales par administration orale de citrate de THAM. Arch. franç. Pédiat. 25, 91–102 (1968).

VOUTE, P. A., JR.: Behandeling van Acidose met THAM-buffer bij zuigelingen. Ned. T. Geneesk. **110**, 1237 (1966).

WADELL, W. J., BUTLER, T. C.: Calculation of intracellular pH from the distribution of 5,5-dimethyl-2,4-oxazolidine-dione (DMO) Application to skeletal muscle of the dog. J. clin. Invest. **38**, 720–729 (1969).

WASSERSCHEID, B.: Einfluß von THAM auf Haemokonzentration und Blutzucker bei Kindern. Inaug. Dissert. Med. Fak. Köln, in Vorbereitung.

WENNER, J., BRAUN, C.: Der Einfluß der Alkalitherapie auf Atmung und Säurebilanz des Neugeborenen mit idiopathischem Atemnotsyndrom. Pädiat. Pädol. **3**, 237–244 (1967).

YLLPÖ, A.: Neugeborenen-, Hunger- und Intoxikationsacidosis in ihren Beziehungen zueinander. Z. Kinderheilk. **14**, 268–327 (1916).

YOUNG, D., ROBINSON, G.: Successful valve replacement in an infant with congenital mitral stenosis. New Engl. J. Med. **270**, 660–664 (1964).

ZIMMERMANN, W.: Der Trispuffer in klinischer Anwendung. Dtsch. med. Wschr. **88**, 1305–1318 (1963).

— Veränderungen des Säure-Basen-Haushaltes beim traumatischen Schock. In: LANG, K., FREY, R., HALMÀGYI, M. (Hrsg.) Infusionstherapie, S. 46–56. Springer 1966b.

H. Sachverzeichnis